编审委员会

主　任　侯建国

副主任　窦贤康　刘　斌　李晓光

委　员（按姓氏笔画排序）

方兆本　史济怀　叶向东　伍小平
刘　斌　刘　竞　孙立广　汤书昆
吴　刚　李晓光　李曙光　苏　淳
何世平　陈初升　陈国良　周先意
侯建国　俞书勤　施蕴渝　胡友秋
徐善驾　郭光灿　郭庆祥　钱逸泰
龚　立　程福臻　窦贤康　褚家如
滕脉坤　霍剑青　戴蓓蒨

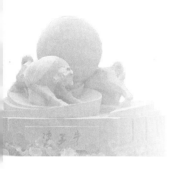

中国科学技术大学精品教材

脑科学

NAOKEXUE

徐耀忠 编著

中国科学技术大学出版社

内 容 简 介

本书从细胞水平,系统和行为水平介绍了脑科学的基本内容、最新进展以及学术上相关争辩和分歧。本书包括了脑科学研究的基本内容和方法,脑功能系统解剖结构原则,脑内信息流的原则,神经元,膜电位,突触原理,脑发育原理,脑的高级功能,脑学习和记忆功能,脑实质病变,精神疾病和脑弥散性调制系统等十一个章节。本书试图给读者提供比较完整的有关脑和神经系统是如何工作的知识。

图书在版编目(CIP)数据

脑科学/徐耀忠编著. —合肥:中国科学技术大学出版社,2008.9(2021.2 重印)
(中国科学技术大学精品教材)
"十一五"国家重点出版物出版规划项目
ISBN 978-7-312-02303-3

Ⅰ. 脑⋯　Ⅱ. 徐⋯　Ⅲ. 脑科学—高等学校—教材　Ⅳ. R338.2

中国版本图书馆 CIP 数据核字(2008)第 135181 号

中国科学技术大学出版社出版发行
安徽省合肥市金寨路 96 号,230026
http://press.ustc.edu.cn
https://zgkxjsdxcbs.tmall.com
安徽国文彩印有限公司印刷
全国新华书店经销

开本:710 mm×960 mm　1/16　印张:10　插页:2　字数:190 千
2008 年 9 月第 1 版　2021 年 2 月第 2 次印刷
定价:40.00 元

总　　序

2008年是中国科学技术大学建校五十周年。为了反映五十年来办学理念和特色,集中展示教材建设的成果,学校决定组织编写出版代表中国科学技术大学教学水平的精品教材系列。在各方的共同努力下,共组织选题281种,经过多轮、严格的评审,最后确定50种入选精品教材系列。

1958年学校成立之时,教员大部分都来自中国科学院的各个研究所。作为各个研究所的科研人员,他们到学校后保持了教学的同时又作研究的传统。同时,根据"全院办校,所系结合"的原则,科学院各个研究所在科研第一线工作的杰出科学家也参与学校的教学,为本科生授课,将最新的科研成果融入到教学中。五十年来,外界环境和内在条件都发生了很大变化,但学校以教学为主、教学与科研相结合的方针没有变。正因为坚持了科学与技术相结合、理论与实践相结合、教学与科研相结合的方针,并形成了优良的传统,才培养出了一批又一批高质量的人才。

学校非常重视基础课和专业基础课教学的传统,也是她特别成功的原因之一。当今社会,科技发展突飞猛进、科技成果日新月异,没有扎实的基础知识,很难在科学技术研究中作出重大贡献。建校之初,华罗庚、吴有训、严济慈等老一辈科学家、教育家就身体力行,亲自为本科生讲授基础课。他们以渊博的学识、精湛的讲课艺术、高尚的师德,带出一批又一批杰出的年轻教员,培养了一届又一届优秀学生。这次入选校庆精品教材的绝大部分是本科生基础课或专业基础课的教材,其作者大多直接或间接受到过这些老一辈科学家、教育家的教诲和影响,因此在教材中也贯穿着这些先辈的教育教学理念与科学探索精神。

改革开放之初,学校最先选派青年骨干教师赴西方国家交流、学习,他们在带回先进科学技术的同时,也把西方先进的教育理念、教学方法、教学内容等带回到中国科学技术大学,并以极大的热情进行教学实践,使"科学与技术相结合、理论与实践相结合、教学与科研相结合"的方针得到进一步深化，取得了非常好的效果，培养的学生得到全社会的认可。这些教学改革影响深远，直到今天仍然受到学生的欢迎，并辐射到其他高校。在入选的精品教材中，这种理念与尝试也都有充分的体现。

中国科学技术大学自建校以来就形成的又一传统是根据学生的特点，用创新的精神编写教材。五十年来，进入我校学习的都是基础扎实、学业优秀、求知欲强、勇于探索和追求的学生，针对他们的具体情况编写教材，才能更加有利于培养他们的创新精神。教师们坚持教学与科研的结合，根据自己的科研体会，借鉴目前国外相关专业有关课程的经验，注意理论与实际应用的结合，基础知识与最新发展的结合，课堂教学与课外实践的结合，精心组织材料、认真编写教材，使学生在掌握扎实的理论基础的同时，了解最新的研究方法，掌握实际应用的技术。

这次入选的 50 种精品教材，既是教学一线教师长期教学积累的成果，也是学校五十年教学传统的体现，反映了中国科学技术大学的教学理念、教学特色和教学改革成果。该系列精品教材的出版，既是向学校 50 周年校庆的献礼，也是对那些在学校发展历史中留下宝贵财富的老一代科学家、教育家的最好纪念。

2008 年 8 月

前　言

　　脑是目前所知的宇宙中最复杂和最神奇的结构。在脑和神经系统的研究中，涉及许多学科，如生理学、心理学、分子学、细胞学、系统生物学、行为学以及认知学等。全世界的科学家消耗了高额经费，付出诸多精力，目的就是要弄清脑和神经系统是如何工作的，以便解决人类神经系统和心理上的疾病。从20世纪30年代末直到现在，经过几代科学家的努力，对脑科学的研究获得了巨大的进展。

　　作者编写本书的目标是给非生物学专业的本科生和对此感兴趣的研究生提供本领域的相关信息，包括在对智力的挑战和脑疾病的研究中，我们取得了哪些成果，其中也介绍了脑科学研究中的部分争辩和分歧。

　　在教学实践中，本教材可作为学生的学习参考书。由于本人水平有限且经验不足，错误和疏漏难免，希望有关专家、同行和广大读者予以指正。

编　者

2008.7

目　次

总　序 ··· i
前　言 ·· iii
绪　论 ·· 1
第 1 章　脑科学研究的基本内容和方法 ·· 4
第 2 章　脑功能系统解剖结构的四个基本原则 ·· 10
第 3 章　脑内信息流的原则 ·· 13
　　3.1　信息的输入 ··· 13
　　3.2　信息的输出 ··· 25
　　3.3　中枢神经系统中信息的处理 ·· 28
第 4 章　神经元——脑的结构和功能单位 ··· 32
　　4.1　神经元 ··· 32
　　4.2　神经胶质细胞 ·· 39
第 5 章　膜电位——神经元间通讯的基础 ··· 43
　　5.1　静息膜电位 ··· 43
　　5.2　动作电位 ·· 46
第 6 章　突触——脑功能关键位点 ··· 52
　　6.1　突触 ·· 52
　　6.2　突触电位和突触整合 ·· 56
　　6.3　神经递质和神经调质 ·· 58
第 7 章　脑发育原理 ·· 63
　　7.1　脑的早期发育 ·· 63
　　7.2　神经回路的构建 ·· 68
第 8 章　脑和脊髓的结构 ··· 75
　　8.1　脊髓 ·· 75
　　8.2　脑 ··· 77
第 9 章　脑的高级功能 ·· 88
　　9.1　睡眠与觉醒的脑机制 ·· 89
　　9.2　学习 ·· 99

9.3　记忆 ··· 100
9.4　记忆的神经基础 ·· 117
9.5　大脑中学习记忆的重要部位之一：海马 ····························· 119
第10章　脑实质病变 ··· 126
10.1　遗忘症 ·· 127
10.2　帕金森氏症 ··· 134
10.3　舞蹈病 ·· 135
10.4　老年性痴呆症 ··· 136
第11章　精神疾病和脑弥散性调制系统 ····································· 140
11.1　脑弥散性调制系统 ·· 140
11.2　成瘾性药物 ··· 141
11.3　精神疾病的治疗 ·· 142
11.4　情绪的神经基础 ·· 143
参考文献 ·· 153

绪　　论

　　脑具有十分复杂的结构和功能，探索神经系统尤其是人脑的奥秘是人类一代又一代的追求。认识人脑就是为了认识人类自身。近些年来，科技工作者从分子水平、神经细胞水平、神经网络以及机体整体水平，来研究脑的结构与功能及其相互关系。这些研究为人类战胜各种脑疾病、精神疾病和最大地发挥人类智力和创造力提供了科学原理。

　　人的大脑包含约一千亿个神经元。在东方称为中国的土地上，四千至五千年前的商代就对脑及其功能进行了研究。从殷商出土的甲骨文可看出，商代具有相当先进的文明：①对天象观察的系统性和精确性；②在铸造青铜器的过程中要占卜，从卜辞中可以知道他们大概怎么选取冶炼材料及如何冶炼；③在医学方面，根据卜辞研究，发现商代具备了外科、内科、五官科、妇科、小儿科、传染病以及一些基本的医学项目，而且针灸疗法很发达。当时人们认为心脏是智慧的源泉，如传说商朝比干之所以特别聪明是因为他的心有九窍。应当说，把心脏而不是脑作为思考的器官是和当时的世界文明同步的。在中国，这种观点一直延续到大约500年前，直到西方科技文明的传入，我们才认识到脑的重要性。至今在我们语言中还有这种观点的遗迹，如"眉头一皱，计上心来"。又如电视节目主持人说到一件悲伤的事情时，会手捂胸口，说心里很难过。其实我们现在知道，情感的中枢在脑皮层和杏仁核等结构中。悲伤是发生在脑子里，她/他应当手摸住头才对。

　　汉朝时，对脑的结构了解得较为精确和详细，可以成功地进行脑外科手术。其中特别著名的科学家华佗，他准备给当时的统治者曹操打开头颅治病。根据常识（虽然没有文字资料，因为华佗在就刑前烧毁了记录），他一定做过多次开颅手术，才敢给高层统治者做这种手术。

　　欧洲及世界其他地区和中国一样，对脑的研究也经过了几千年的发展。脑是感知、运动和思考的器官，这种观点源自何处？有证据表明：人类的祖先已经意识到了脑在生命活动中的重要作用。考古记录中有很多这样的例子，一百万年前甚至更早的原始人头颅的致命伤痕,可能就是由击打而造成的。

考古学家从复原的约五千年前古埃及内科医生的记录看出,他们已经清楚地认识到了许多脑损伤的症状。然而,他们将心脏(而非脑!)视为灵魂的居所和记忆的贮存库。这种将心脏视为意识和思维居所的观点和中国商朝的观点相似。著名的古希腊哲学家 Aristotle(亚里士多德,公元前 384~322)就固执地相信"心脏是智慧之源"。他认为脑是一个"散热器",被"火热的心"沸腾了的血液在脑中被降温。因此,脑强大的冷凝功能解释了人体体温的调节机制。

罗马医学史上的一位重要人物是希腊医师和作家 Galen(盖伦,公元 130~200),他接受了 Hippocrates(希波克拉底,公元前 460~377)关于脑功能的观点。Galen 试图从大脑和小脑所具有的不同结构来推断它们的功能,就像人们可以从脚和手的结构做出功能推测那样。他用指尖轻戳新鲜剥离的脑,感觉到小脑较为坚硬而大脑较为松软。依据这一观察结果,Galen 推测大脑可能是感觉的接收装置,而小脑是支配肌肉运动的装置。他认识到,形成记忆的关键是将感知"刻印"在脑上,这一过程自然只能发生在面团般松软的大脑上。Galen 用以做出推论的依据是荒谬不堪的,但他的推论本身却基本是正确的。纵观科学的历史,我们可以发现,从错误的推论中得出正确的一般性结论的例子并不少见。

随后,在文艺复兴时期,法国解剖学家 Andreas Vesalius(安德烈·维萨里,1514~1564)进一步补充了许多关于脑结构方面的细节知识。法国数学家和哲学家笛卡儿(1596~1650)是脑功能"液压-机械论"观点的主要提倡者。他认为人类所特有的"智慧"独立于脑之外,它通过松果体与脑机构相联系,并接受感觉和指挥运动。直至近代,一些人仍然确信精神与脑是彼此分离的。笛卡儿的观点和现代的动作电位的观点很相近。

到 18 世纪末,人们对神经系统的认识有:①脑的损伤可以引起感觉、运动和思维的丧失,甚至导致死亡;②脑通过神经与躯体相联系;③脑具有可以明确划分的一些部位,这些不同的部位很可能执行不同的功能;④脑像一台机器那样运作,并遵循自然界的所有规律。

在接下来的一百多年里,科学迅速发展,人类对脑结构和功能的了解也远远超过了此前有记载的所有关于脑知识的总和。这些工作为 20 世纪神经科学的发展奠定了坚实的基础。和所有的科学一样,新观点的提出总会被当时的社会所不容。如布鲁诺因为赞成哥白尼的日心说而被烧死在罗马百花广场。在几个世纪以前的欧洲,对精神不加掩饰的机械论的模拟,不能被那时的社会所接受。法国医生朱利恩·拉曼特利,因为写过《灵魂的自然历史》一书,导致巴黎议会命令把他的书全部烧毁。拉曼特利从法国逃亡到阿姆斯特丹,在荷兰他匿名出版了小册子《人-机器》。当时被公认为欧洲最为宽容的荷兰人震怒，企图查明这本小册子的作者加以报复。这种境况迫使拉曼特利继续逃亡，直到四年后他在柏林去世。

但是，科学家对脑及其功能的研究和探索始终没有停止。一百多年前著名的科学家 Charles Sherrington 研究了猴子的大脑皮层和运动的相关性。后来 Charles Sherrington 的学生 Wilder Penfield 在给病人做脑外科手术时，对人的大脑皮层及其和学习记忆的关系进行了研究。20 世纪 30 年代，俄罗斯科学家巴甫洛夫提出了经典条件反射的概念。美国科学家 Edward Thordike 等提出了操作式条件反射的概念。大约在 20 世纪 50 年代，加拿大麦基尔大学教授 Donald Hebb 提出突触可塑性的概念，而他的学生 Brenda Milner 提出了记忆分为陈述性记忆和非陈述记忆两种类型。1973 年，T. V. P. Bliss 和 T. Lomo 在兔脑海马中发现 LTP。美国科学家 Eric R. Kandel 利用海兔神经系统研究学习和记忆中习惯化和敏感化的机制，于 2000 年获得了诺贝尔生理学奖。

现代科学技术有了过去无法比拟的巨大发展和进步。科学上的重大发现和技术发明相互影响和促进，使得人们对客观世界的认识更深入，更丰富多彩。每次技术的进步，都对脑科学的研究起到很大的促进作用。

脑科学是为全校非生物学专业本科生开设的选修课，主要内容是介绍神经元的结构和功能、脑的结构和功能，特别是学习记忆的机制、梦的解析、脑病变、精神疾患和治疗等。本课程的目的是使非生物学专业的学生了解脑科学的基本内容和当前有关脑科学研究的重大进展，鼓励和吸引他们将来从事交叉学科的研究。

思考题
1. 简述非生物学专业学生学习《脑科学》的目的和意义。
2. 谈谈脑科学研究和神经科学发展的历史。

第1章　脑科学研究的基本内容和方法

脑科学研究可简单分为两大方面：一个方面是生理学的研究,另一方面是心理学。例如我们看一本书,一方面注意书本大小、纸张质量、铅字颜色、字体大小、类型等物质和结构基础,另一方面是该书的内容,超越这本书的形式,不管它是18开,或是32开,书中的内容会使我们感到喜悦或悲伤。脑的研究也是如此,一方面是脑的基本物质结构,神经元、神经元如何连接、神经网络等,另一方面是超越这些物质的精神方面,神经系统如何产生喜悦、悲伤、忧郁、智力、创造力等。

心理学方面研究的代表如著名的心理学家弗洛伊德(1856～1939)对梦的解析。奥地利心理学家弗洛伊德(图1.1),是20世纪世界名人中最受争议的人物之一。20世纪20年代,他创立了精神分析学,在世界上产生了巨大的影响。弗洛伊德的《梦的解析》是精神分析学的代表作。弗洛伊德是一个敢于独创、蔑视传统、忠实于真理的科学工作者。

近年来,心理学研究在人类(实际上是对人脑)的自我意识(Keenan,2001),盲视(Weiskrantz),意识的神经机制(Gabrieli,2001),脑的可塑性(Kolb,1998),视觉识别(Weisstein and Harris,1974),选择性注意(Corbetta and Shulman,2002)等方面都取得了重大进展。

生理学方面的研究(包括细胞生物学、神经系统解剖学、神经生物学、生物化学、生物物理学等多种学科),如Charles Sherrington研究猴子的大脑皮层和运动的相关性等。又如巴甫洛夫的研究工作。

早期的研究都把脑看成是黑箱,观察输入和输出的相关性。如俄罗斯科学家巴甫洛夫(Pavlov)有关经典条件反射的工作。当他谈到条件反射时,只是说两个大脑的区域在功能上本来没有联系,而经过反复刺激后联系接通了。但是具体是脑中的哪一部分,则没有进一步说明。由于科学的发展,我们对神经系统特别是脑的结构了解得越来越多,当前的工作和巴甫洛夫时代不一样,多是从神经通路和神经网络中观察输入和输出的相关性。例如,对于兔的瞬目反射,我们就研究了它的神经通路和涉及的神经核团。

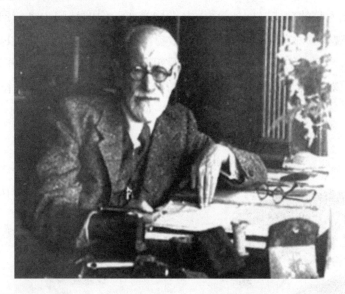

图1.1 弗洛伊德(1856～1939)。奥地利心理学家弗洛伊德,是20世纪世界名人中最有争议的人物之一。20世纪20年代,他创立精神分析学,在世界上产生广泛的影响。一般认为他的学说和达尔文的《进化论》并立为人类历史上重大的科学进展。

脑科学的生理学研究方法可分为三种:在位实验、离体实验和损伤实验。

(1)在位实验。指在动物存活状态下研究脑的某种功能。如将一条狗麻醉,用手术方法去掉这条狗的小脑。饲养一段时间后,狗的伤口愈合。观察去小脑狗的动作和手术前有什么不同,从而推断小脑的功能。在20世纪30～40年代的早期研究中,比较广泛的做法是用柳叶刀损伤一部分脑组织,观察动物行为的改变,推测这部分脑的功能。

又如,20世纪30年代在寻找大脑呼吸中枢的工作中,首先手术去除实验动物的脑颅骨,暴露出大脑。然后用手术刀在不同的部位横断大脑,如先在中脑部位横断,观察呼吸的变化。然后分别在脑桥的上部、中部、下部横断,观察呼吸的变化,从而推断呼吸的中枢部位。同样的方法被用来寻找心血管中枢,甚至寻找记忆的部位。用柳叶刀分别切去实验小鼠大脑的不同部位,观察对小鼠学习记忆有什么影响,从而推断记忆在大脑中的痕迹。

到20世纪80年代和90年代末,一般采用脑立体定位仪,用微电极准确地损伤脑的很小的一部分,观察局部神经元的功能(图1.2)。实验一般在动物上进行,进一步推测人脑的功能。例如,用微电极灼烧实验猴的端脑中央前回的某几个神经元,然后观察其对前臂或手指运动的影响。也有在人脑上进行的在位实验,一般是病人的脑受到损伤,需要切除部分脑组织,医生和病人解释清楚并签订合同后,在切除之前对这部分脑组织进行适当的研究。当然,实验一定要符合科学道德规范。

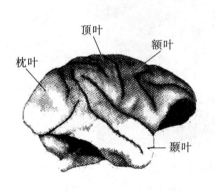 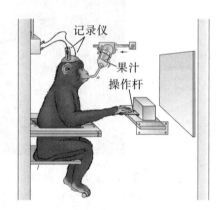

图 1.2 在位实验(引自王建军,《探索脑》,2004 年)。试验猴经训练后,固定在实验椅子上,头部手术,将电极接触大脑皮层,后方连接记录仪器。猴面对计算机屏幕,嘴含果汁小管。手放置在可选择的电按钮上。如果屏幕上出现的测试符号,猴能够正确回答(正确按下适当的按钮),就可以得到果汁奖励。如果回答错误,则没有果汁。观测相应记录到的脑电变化。

(2)离体实验。指将动物迅速处死,取出实验要用的材料做成标本,如神经肌肉标本、脑切片标本等。20世纪30年代到40年代一般采用两栖类,如蟾蜍、青蛙的神经肌肉标本。例如坐骨神经缝匠肌标本、枪乌贼神经轴突标本等。制作这些标本的实验条件简单且易维持其活性。到60年代采用哺乳类标本,如大鼠膈神经膈肌标本、小鸡颈二腹肌标本等。这些标本要求的生理条件比较复杂,如需要恒温、通氧气等。而在学习和记忆的研究中,常用的标本是脑海马切片。在1分钟内迅速分离出大鼠脑海马,浸泡于通生理氧气的冰水混合脑脊液中10分钟,再切成400微米厚的切片,放置在含有饱和生理氧气,恒温35℃左右的人工脑脊液中1个小时，然后将脑切片移至半干湿实验舱（图1.3）进行实验。近年来，许多脑切片被广泛使用，如脑感觉皮层切片、脊髓切片等。

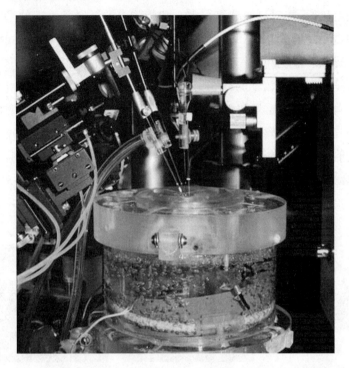

图1.3　脑切片实验装置。该仪器为半干湿脑片舱，能够保持恒温和饱和生理氧气。图左上方为电动微调操作仪，右上方为步进马达，控制记录电极进入脑切片的深度。

（3）无损伤实验。一般用于人体实验中。出于人道主义的考虑，对人的实验不能严重损害人的健康。例如在学习记忆的研究中，采用CT或者核磁共振仪观察脑内葡萄糖代谢的变化。观测的结果发现，当受试者试图记住某一事件时，他的脑区额叶和海马部位代谢活动加强，说明这部分脑区和学习记忆有关。又例如，为了了解吸烟者上瘾的机理，在其烟瘾发作时，观察其脑区代谢，发现原始大脑部位的代谢加强，而脑新皮层的代谢活动没有显著变化。比较多的实验是在一些脑部有病变的受试者中进行，如伤害部位在大脑额叶、顶叶或者颞叶的病人。在他们身上研究各项生理学指标，如注意力或脑的优势半球等。许多脑科学的重大发现就是在对脑部受伤的病人的研究中获得的。

核磁共振(MRI)是一种可以测定体内特定原子数量的技术,它已经成为神经科学重要的研究工具,可以利用它来无创伤地观察神经系统,特别是脑。MRI最常用的形式是对氢原子定量,如脑组织内水和脂肪中的氢原子。它的基本原理是基于这样一种重要的物理现象,即当一个氢原子被放置到一个磁场中时,它的原子(由一个质子组成)呈现两种状态:高能态或低能态。由于脑中氢原子数量巨大,两种状态的质子都有足够数量的分布。MRI的关键是使质子从一个能级跃迁到另一个能级。对于置于强磁场两极之间的质子,可以利用通过脑的电磁信号将能量传递给质子。如果信号频率设定在一个合适的数值,就能使那些吸收电磁波能量的质子从低能态跃迁到高能态。质子吸收能量的这种频率称为共振频率。切断电磁信号后,部分质子返回到低能态,并发出特定频率的电磁信号。这一信号可以被信号接收器检测到。信号越强,说明磁场两极之间的氢原子数目越多。

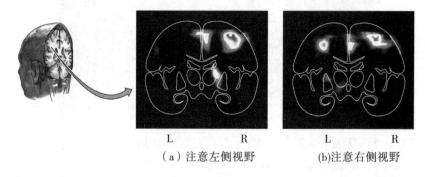

(a) 注意左侧视野　　　　(b) 注意右侧视野

图1.4　左、右大脑顶叶联合皮层的不同功能(引自 Posner and Raichle, 1994)。(a) 要求受试者注意左侧视野物体时,右侧皮层活动加强,左侧顶叶皮层无活动;(b) 当被注意的物体从左侧视野向右侧视野移动时,左侧顶叶皮层活动加强,而右侧顶叶皮层活动仍然很强。

按照这一步骤,我们可以简单地完成脑中氢原子数总量的测定。因为质子放射的射线频率与磁场的大小成比例,利用这一点就可以测量出某一空间尺度下氢原子的量。医院中所用的 MRI 仪器中,磁场强度从磁体的一侧到另一侧不断变化,这就给质子释放出的电磁信号提供了空间编码:高频信号来自于强磁场一侧,低频信号来自于弱磁场一侧。MRI 的最后一步是调整磁场相对于脑的角度,在大量不同角度下测量氢原子的数量。一套复杂的计算机程序将测出的简单信号绘制成脑中氢原子的分布图,进一步转化为脑图像。我们可以将病人的脑图像和正常人的相比较,推断出它的异常部位,如脑室的大小等。

思考题

1. 谈谈脑科学研究有哪些基本的内容和方法?
2. 有几种生理学实验方法研究脑科学?
3. 脑切片是如何制得的?保证脑切片存活8小时的措施是什么?

第 2 章　脑功能系统解剖结构的四个基本原则

脑和脊髓主要的功能系统,如感觉系统、运动系统、启动系统(见图 2.1)等的解剖结构遵循四个基本原则:①各个功能系统传导路都有中间接替核团,信号在神经通路上的传递是由多级神经元完成的。②各个功能系统都有独立的传导路,神经信号的传递互相独立,有确定的神经通路。③各个神经系统传导通路都具有拓扑性质的结构特点。④各个神经系统中大多数神经传导路交叉到躯体对侧分布。

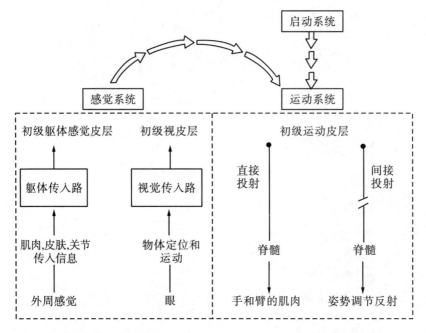

图 2.1　功能系统示意图(引自 Kandel, *Essentials of Neural Science and Behavior*, 2003)。示意图左侧是感觉系统,右侧为运动系统。

1. 各个功能系统传导路都有中间接替核团

脑和脊髓中主要的功能系统——感觉系统、运动系统和启动系统——都有多个中间联系作用的接替核团。就是说,信息的传递不是单个神经元完成,而是由几个神经元接力完成(见图 2.2)。这些接替核团不是简单地接受和传递信息,更重要的是接受、修饰和综合传来的信息,再将修饰后的信息传向下一级神经核团。接替核团中一般具有几种类型的神经元,其中有两种神经元特别重要:①局部中间神经元。它们的轴突只局限在接替核团里,起调节局部兴奋性和抑制性突触的作用;②投射性中间神经元。它们把信息输出接替核团。这些神经元具有长轴突,离开接替核,去和中枢神经系统其他区域的神经元发生联系。在脊髓全长和整个脑中,都存在突触连接的接替核团。其中最重要的接替核团是丘脑。几乎所有的感觉信息在到达大脑皮层前都先在丘脑里换元。而大脑皮层也发出神经纤维到丘脑。

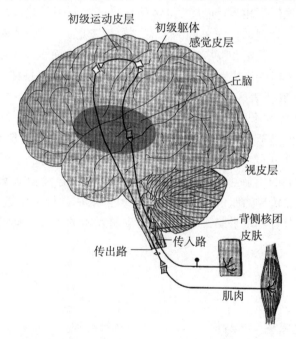

图 2.2 神经传导路模式图(引自 Kandel, *Essentials of Neural Science and Behavior*, 2003)。传入和传出的神经通路上都有多次换元。

2. 各个功能系统都有独立的传导路

感觉系统、运动系统和启动系统在解剖上和功能上各自具有独立的、互不干扰的神经传导路,尽管有些神经纤维在同一束内并行。例如,视觉系统分析物体的性质和跟踪物体运动由不同的传导路完成。但是当分析一个运动中的物体性质时，这两种神经传导路也可以协同工作。同样，传导痛觉和触觉也是由不同的神经传导路所完成。运动系统也由从脑皮层发出的神经组成独立的神经传导路，有的神经传导路控制手指和四肢精细的运动，有的控制躯体的姿势和调节脊髓反射。

3. 各个功能系统传导通路都具有拓扑性质的结构特点

在感觉系统中，外周感觉器官如视网膜、内耳的耳蜗或者皮肤上，受体的空间分布具有显著的特点。整个神经系统中，感觉传导具有点对点，或者说拓扑性质的投射连接。例如，视网膜上相邻的感觉细胞群投射到丘脑相邻的细胞群。而丘脑相邻的细胞群又投射到视皮层中相邻的细胞群。按照这样的规律，可以把视网膜上感受器的分布对应地在视皮层上画出代表区的分布。但是视皮层上代表区的大小并不相当于视野的大小。如视网膜上的中央凹，是视敏度最大的区域，在视皮层上具有和其面积比例不相当，而是大得多的代表区。原因是视皮层需要大量的神经元和突触连接来处理来自中央凹的信息。和视皮层一样，脑体表感觉代表区和体表面积大小无关。手指和嘴唇在躯体感觉代表区所占面积大于躯体背部的代表区。运动皮层代表区的大小和控制运动的精细程度有关。越是精细的运动如控制手臂和手指运动，其代表区相对越大。

4. 绝大多数功能传导路交叉到躯体对侧

一个显著的但是至今无法解释的中枢神经系统的特点是大多数神经传导通路不仅是双侧对称性分布，而且会越过躯体中线交叉到对侧分布。结果是躯体一侧的感觉信息由对侧的大脑半球处理。躯体一侧的随意运动由对侧的大脑半球控制。不同系统神经传导通路的交叉在不同的解剖水平进行。如躯体痛觉、温觉的神经传导路在各节脊髓水平交叉，而由运动皮层发出的直接运动通路则在延髓水平交叉到对侧。

思考题

1. 中枢神经功能系统解剖结构有哪四个基本原则？
2. 谈谈神经系统为什么大都是交叉支配？
3. 为什么神经通路上会有中继核团？这些中继核团有哪些重要功能？

第3章 脑内信息流的原则

脑内信息流主要有三个方面:信息的流入、信息的输出和信息中枢的处理。信息流从外周感受器流向脊髓、端脑称为信息流入。而从端脑流向脊髓直至外周则称为信息输出。脑皮层中的信息流最为复杂,是信息的中枢处理过程,主要由局部神经元和局部神经元回路所完成。

3.1 信息的输入

3.1.1 感受器对刺激做出反应

体内、外的各种刺激首先由感受器感受,然后被转换成神经通路上的神经冲动,再传向中枢。刺激的多样性造成感受器的多样性。刺激包括物理及化学的,如光、声波等。感受器位于体表,内脏,血管内,脑内等。各种感觉的产生都是由感受器,特定的传入神经通路及相应中枢的共同活动完成的。

环境事件的有效特征被感受器感知,然后将有关事件的信息传递到中枢神经系统。环境事件和感受器的相互作用称为刺激。刺激对感受器的效应可引起反应,如神经活动增强。感受器对刺激产生有效反应的过程被称为感觉传导。环境事件导致的感觉传导可由机械、温度、化学或其他能量形式引起,依赖于感受器。人类不能感知电或磁场,但是其他动物,如鱼、鸟等动物能够对这类刺激做出反应。感觉传导的方式随感受器类型而变化。例如,化学性刺激分子和化学性感受器膜表面的感受器分子相互作用可引起化学感受器产生反应。这种作用可引起离子通道的打开,导致离子内流。另一方面,膜受到机械压力时,机械感受器膜表面对机械敏感的离子通道打开。光感受器外段的离子通道在黑暗中开放,而当膜盘色素吸收光时被关闭。感受器分子和离子通道有时候是直接偶联的,但在某些情况下,它们通过第二信使间接偶联。

一般在初级感觉神经元的外周端产生感受器电位。感受器电位通常是由带正电荷的内向离子流导致的去极化,并且可导致感受器的膜电位趋向或超过引发神经冲动的阈值。一个机械的刺激引起机械感受器末梢的变化,并且导致末梢内向电流产生去极化。感受器电位的大小可能超过动作电位的阈值。在这种情况下,动作电位在传入神经纤维的第一个郎飞氏结处。也有刺激引发感受器的膜电位超极化,如视觉中的光感受器,光刺激使得内向电荷流动停止,导致感受器超极化。

一些感受器器官中,例如在耳蜗,初级传入纤维和听毛细胞相联系。这种感觉器官的感觉传导因听毛细胞的排列而变得更加复杂。在耳蜗,感受器电位是由对声音有反应的听毛细胞产生。感受器电位是听毛细胞膜的去极化,去极化释放兴奋性神经递质到初级传入神经末梢,产生发生器电位。去极化引起初级传入纤维的膜电位接近或超过了爆发神经冲动的阈值。

3.1.2 感受野

感觉神经元的感受野是当受到刺激时能够影响该神经元放电的区域。例如,感受器可能被仅仅小范围皮肤的受压所激活。这个区域称为感受器的兴奋性感受野。中枢神经系统的感觉神经元能被比初级传入神经元高几倍的感受野刺激所激动。中枢神经系统感觉神经元的感受野比感受器的感受野明显要大,因为中枢神经元接受许多感受器的信息,每个感受器的感受野都有所不同。感受器的感受野是兴奋性的。但是中枢神经系统感觉神经元可含有兴奋性或抑制性感受野。抑制来源于对感觉神经回路的信息处理,并由抑制性神经元介导。

3.1.3 感觉信息的编码

各种感觉信息的编码依赖于感觉神经元的神经动作电位。在感觉传导的过程中,刺激的一个或多个方面以能够被中枢神经系统解读的方式所编码。编码的信息是感受器对刺激发生反应的提炼和感觉通路中的信息处理。编码的内容包括刺激的感觉形式、特定位置、阈值、强度、频率和时程等。

感觉形式是指感觉随时可辨性。例如皮肤持续的机械刺激导致触-压觉,短暂的机械刺激可引起颤振或震动的感觉。皮肤的其他感觉形式包括冷、热和痛觉。视觉、听觉、位置觉、味觉和嗅觉是皮肤感觉形式以外的其他感觉形式。大多数感觉系统中感觉形式的编码是通过独立的、特殊的感觉神经通路进行的。这种感觉神经通路由一系列用于特定感觉形式的神经元组成。

刺激定位由感受野受刺激影响的特定感觉细胞群的激活所反映。在一些情况下,兴奋性和抑制性感受野的分界具有定位价值。两个相邻的不同刺激的分辨依赖于部分独立的神经元细胞群的兴奋性和抑制性相互作用。

刺激阈值就是能够被感知的最弱的刺激。要被感知,刺激产生的感受器电位大小必须足以激活一个或多个初级传入纤维;但是这种刺激不一定会引起中枢神经系统的兴奋。另外,能被感受器感知所需的活化的初级传入纤维数目依赖于感觉通路中空间总和和时间总和的需要。这样,能被感知的刺激阈值可能比大多数相关初级传入神经纤维激活的阈值大得多。反过来,能激活一些初级传入纤维的刺激可能不引起刺激的感知。

刺激强度可能编码于感觉神经元放电的平均频率上。刺激强度和反应的相互关系可定义为刺激-反应函数。对大多数感觉神经元而言,刺激反应曲线近似指数曲线。

多数机械感受器的刺激-反应函数的指数为分数。温度感受器的刺激-反应曲线为线性。伤害性感受器为线性或正向增强的刺激-反应函数,这些函数的指数为1或更高。

刺激强度的另一种编码方式为感受器激活的数目。能感知的刺激阈值仅激活一个或几个初级传入纤维,但强的刺激可激活许多相似的感受器。和多数放电的初级传入神经元相比,接受特定类型感受器传入的中枢神经元更容易被激活,并且中枢感觉神经元更强的活动将导致对更强刺激的感知。

不同强度的刺激可激活不同感受器装置。例如,对皮肤的一个弱的机械刺激仅激活机械感受器,但一个强的刺激可同时激活机械感受器和伤害性感受器。在这种情况下,更强刺激引起的感觉将更强,并且性质也是不一样的。

刺激频率编码于感觉神经放电的间隔中。峰间隔有时候恰好和刺激间隔相吻合,但在另一些情况下,神经元的放电间隔是刺激间隔的几倍。

刺激时程可能通过发放增强的时程编码于慢适应感觉神经元中。在快适应的感觉神经元中,刺激的开始和结束通过短暂的放电表现出来。

3.1.4 感觉通路传递感觉信息到脑内的感觉处理区

感觉通路可以看成排列有序的一系列神经元。第一级、第二级、第三级和高级神经元在特定感觉通路中作为有序的成分。但是几个平行的感觉通路经常传递相似的感觉信息。

第一级神经元是感觉通路中的初级传入神经元。这个神经元的外周端形成一个感受器(或接受附属感觉细胞的传入,例如毛细胞),然后这个神经元对刺激产生反应并且传递编码的信息到中枢神经系统。初级传入神经元的胞体通常位于背根神经节或脑神经节中。

第二级神经元一般定位于脊髓或脑干中。它接受一级神经元的信息并且传递信息到丘脑。信息通过局部的神经处理回路传递到第二级神经元水平。第二级神经元的上行轴突穿过中缝,然后一边身体产生的感觉信息到达对侧丘脑。

第三级神经元一般定位于丘脑感觉核。另外,局部的回路在信号传递到大脑皮层前可从第二级神经元传递信息。

第四级神经元在大脑皮层的合适的感觉接收区和更高级的神经元在同一和其他大脑皮层区处理更近一步的信息。大脑皮层和皮层下的结构存在相互作用。在一些未确定的部位,感觉信息导致感知,是对刺激有意识的警觉。

1. 躯体感觉的输入

躯体感觉包括浅感觉和深感觉两大类,浅感觉又包括触-压觉(触觉和压觉)、温度觉(热觉和冷觉)和痛觉;深感觉即为本体感觉,主要包括位置觉和运动觉。

躯体感觉的传入通路一般由三级神经元接替。初级传入神经元的胞体位于后根神经节或脑神经节中,其周围突起与感受器相连。中枢突进入脊髓或脑干后,一类在不同水平直接或间接通过中间神经元与运动神经元相连而构成反射弧,完成各种反射活动;另一类经多级神经元接替后向大脑皮层投射产生各种不同感觉。

(1) 深感觉的传入纤维进入脊髓后沿后索上行,在延髓下部的薄束核和楔束核更换神经元(简称"换元"),第二级神经元发出纤维交叉至对侧,组成内侧丘系,抵达丘脑腹后外侧核。换元后,第三级神经元发出神经纤维抵达端脑皮层中央后回。精细触-压觉的传入纤维也走行于该系统中。

(2) 浅感觉的传入纤维由背根进入脊髓,在脊髓后角固有核换元。第二级神经元发出纤维经白质前连合交叉至对侧,组成脊髓丘脑侧束和脊髓丘脑前束,终止于丘脑腹后外侧核。

由于传导痛觉、温度觉和粗略触-压觉的纤维先交叉后上行,而本体感觉和精细触-压觉的纤维则先上行后交叉(见图3.1)。所以在脊髓半离断的情况下,离断水平以下对侧躯体的痛觉、温度觉和粗略触-压觉发生障碍,同侧躯体的本体感觉和精细触-压觉发生障碍。在脊髓空洞症患者中,如果病变较局限地破坏中央管前交叉的感觉传导路径,可出现痛觉、温度觉和粗略触-压觉障碍分离的现象。这是因为痛觉、温度觉传入纤维进入脊髓后,在进入水平的1~2个节段内换元并经前连合交叉到对侧,而粗略触-压觉传入纤维进入脊髓后分成上行和下行纤维,分别在多个节段内换元再交叉到对侧,因此仅出现相应节段双侧皮节的痛觉和温度觉障碍,而粗略触-压觉基本不受影响。

来自头面部的痛觉和温度觉冲动主要由三叉神经嵴束核中继,而触-压觉与本体感觉则主要由三叉神经主核和中脑核中继。自三叉主核和脊束核发出的二级纤维越至对侧组成三叉丘系,终止于丘脑侧后内腹核。

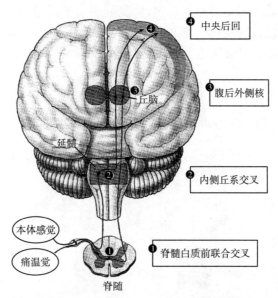

图3.1 痛觉和本体感觉信息传入通路(引自 Dale Purves, *Neuroscience*, Second Edition, 2001)。这两条通路在上传时,交叉到对侧的水平不同。本体感觉在脑干换元,而痛温觉在脊髓换元。

2. 内脏感觉的输入

内脏神经系统的运行受到类似于躯体运动神经系统的调控。许多器官的最直接的神经控制通过自主反射。自主反射通过在脊髓和脑干中的神经回路完成。这个反射通路的传入纤维包括内脏的和躯体的传入纤维。神经通路中包括中间神经元,它们会聚来自内脏和躯体感受器的传入。

内脏也有感受器。大多数与反射有关并且与感觉的经验关系很少。内脏的机械性感受器负责牵张的感觉,内脏的伤害性感受器产生内脏痛(见图3.2)。环层小体存在于肠系膜和内脏器官包膜内,如胰腺,它们对机械性的短暂刺激起反应。内脏痛是否来源于机械感受器传入神经对内脏牵张反应的过度活跃仍存在争议。调控自主神经节前神经元的脑干神经纤维来自几个部位,包括网状结构、中缝核和蓝斑复合核。这些脑干中的结构接受来自它们所调控的内脏活动的信息。有一些自主神经的功能强烈地依赖脑干神经支配。例如,排尿和排便反射依赖脊髓骶段和脑桥的神经互相连接的完整性。膀胱排空通过排尿反射,这种反射的完成需要包括交感神经和副交感神经系统,以及下行控制系统。当膀胱充盈量接近它们的最大容量时,在膀胱壁上的感受器被激活。信号上传至脑桥的排尿中枢,激活下行的神经通路从而激活副交感神经系统,膀胱的逼尿肌收缩,内、外括约肌松弛。同时交感神经系统使得膀胱的颈部松弛且不再引起内括约肌收缩,膀胱开始排空。在膀胱壁上的受体也对膀胱壁上的肌肉组织反应并确保排空完全。

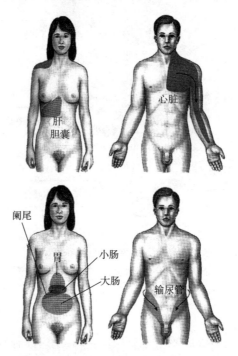

图 3.2 牵涉痛(引自 Dale Purves, *Neuroscience*, Second Edition, 2001)。
内脏病变引起的疼痛,病人感觉是体表相应部位疼痛。如心脏痛,感觉是左侧胸上部和左手臂内侧痛;肝痛感觉是右肩痛等,称为牵涉痛。

3. 丘脑和大脑是触觉和本体感觉的高级中枢

内侧丘系的突触在丘脑的腹后外侧核。腹后外侧核的许多神经元的反应类似脊髓背柱内侧丘系的第一级和第二级神经元。这种神经元的反应可能有特定类型的感受器支配,并且感受野可能很小,但是仍比初级传入纤维的感受野大。丘脑神经元通常含有抑制性感受野,丘脑腹后内侧核的神经元和背柱-内侧丘系通路的低位神经元相比较,其主要不同是丘脑神经元的兴奋性依赖于睡眠-觉醒周期的时相和是否处于麻醉状态。

大脑皮层的初级感受区在顶叶的中央后回。在初级皮层的任何特定区域,沿皮层表面垂直线的所有神经元有类似的反应特征和感受野。初级皮层被认为有柱状结构。其他的感觉区,如初级视、听皮层也有类似的柱状结构,一般称为感觉柱。如果在运动皮层,这种柱状结构称为运动柱。

第一躯体感觉区的皮层柱的定位和体表感受野的定位有系统相关性,这种相互关系被称为躯体位置图(图3.3)。体表代表区被绘制于第一躯体感觉区,低位肢体定位于中央后回的内侧,高位的肢体定位于中央后回的背外侧,面部定位于外侧裂的背侧。人类的躯体位置图被称为"侏儒",意为"小矮人"。第一躯体感觉区的躯体位置结构是编码刺激位置的一种方法。皮层水平的躯体位置结构投射到低位躯体内脏感觉系统的同类型组织结构,包括脊柱核、丘脑腹后外侧核和腹后内侧核。

除负责启动躯体内脏感觉信息处理,第一皮层感觉区也开始高级信息处理,例如特征的提取,刺激特殊特征的识别。例如,第一感觉区的特定神经元偏爱对穿过感受野的一个方向的刺激起反应,不是另一个方向的。这种反应模式是皮层抑制性回路排列的结果。这种神经元负责识别所给刺激的方向。

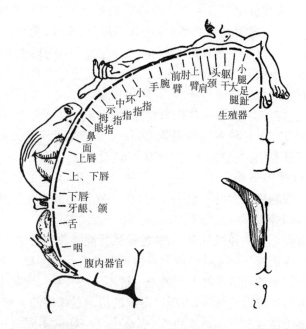

图3.3 中央后回皮层第一躯体感觉代表区示意图(引自姚泰,《生理学》,2005)。嘴唇感受器的皮层代表区面积大于躯干皮层代表区。尽管躯干的面积远远大于嘴唇。皮层代表区面积的大小取决于感觉的敏感程度。

4. 视觉传导路

(1) 视网膜上的光感受器

在脊椎动物中,有效的光刺激是波长在400～700 nm的电磁波,也就是可见光范围。光进入到眼睛并照射到特化的感觉上皮——视网膜上的光感受器,这些光感受器主要是视杆细胞和视锥细胞。视杆细胞对光具有低检测阈值,它们的视色素在强光下容易被漂白,所以视杆细胞适于在弱光条件(暗视觉)下工作,但是视杆细胞既不能提供明确的视觉图像也不能提供颜色视觉。与此相反,视锥细胞对光敏感性较弱,适宜在日光条件(明视觉)下工作。视锥细胞主要负责高的视锐度和颜色视觉。

单个光感受器细胞可以分成三个部分:外段、内段和突触终末。外段包含大量的膜盘,内含丰富的视色素。内段与外段经由改良的纤毛相连,光感受器细胞内段包含核、线粒体和其他细胞器。突触终末与一个或者多个双极细胞相连。

视杆细胞对光线十分敏感,甚至可以对一个光子起反应。视杆细胞比视锥细胞具有更大的光敏感性部分原因是因为其外段比较长,因此视杆细胞含有更多的视色素,这些视色素被分配在每一个外段膜盘的单分子层上。这些色素是视紫红质,由一生色基团——视黄醛和一蛋白质——视蛋白组成,视黄醛是维生素A的醛类的表现形式。在黑暗中视黄醛与视蛋白结合成11-顺式-视黄醛形式,吸收光线后转变成全反式视黄醛,并不再与视蛋白结合。在视色素再生之前,全反式视黄醛必须被运送到色素细胞层进行降解、异构化和酯化。

视锥细胞也包含11-顺式-视黄醛与视蛋白相结合的形式,但是在三种不同类型的视锥细胞中发现了三种不同的视蛋白,每一种都对可见光光谱中的不同部分敏感。第一种视锥细胞类型对蓝光(420 nm)反应最佳,另外一种对绿光(531 nm),第三种对红光(558 nm)。视网膜上三种视锥细胞类型的存在产生了三色视觉。光引起视锥细胞视色素的一系列变化,这些变化类似于在视杆细胞中的序列变化,但是其反应和恢复很快。

彩色视觉需要至少两种视色素,一种色素虽然能吸收光谱中的很多光,但是却只对特定波长吸收最好。对光的吸收量取决于它的波长和强度。某个波长和给定强度的光在一个特定的光感受器上和另外一种不同波长和强度的光所产生的效应是一样的。因为强度可以代替波长,所以得到的信号是模糊的。然而,如果至少有两种不同的光感受器含有不同的视色素,那么强度一样的不同波长的光落在这两个光感受器上则可以被分辨出来。三种不同类型的光感受器则更加可以减少模糊的信号。

(2) 视网膜上的信息处理

信息流通过视网膜最直接的通路是从光感受器细胞到双极细胞,最后到神经节细胞。神经节细胞提供视网膜到丘脑的输出。

在视网膜的神经通路可以分为视杆细胞通路和视锥细胞通路。在视杆细胞通路上从光感受器细胞到双极细胞的汇聚要比视锥细胞通路大得多，这种汇聚增强了视杆细胞通路的敏感性。视锥细胞通路的汇聚要少得多，主要是保持他们在维持视锐度中的作用。

现在发现光感受器细胞和很多视网膜中间神经元都有短的突起，在环路中递质信息的传递并不需要动作电位的产生。实际上，局部电位可以改变神经递质释放，反过来提供信息的传递。在黑暗中，光感受器细胞开放钠通道产生暗电流，从而导致光感受器细胞释放神经递质到双极和水平细胞上。当光一旦被光感受器细胞外段的视色素吸收，钠通道就会关闭，导致光感受器细胞产生超极化，神经递质释放减少，这种神经递质可能是谷氨酸。

光感受器信息处理的机制包括一个依赖于第二信使系统的放大机制。cGMP 维持钠通道在开放状态。在光感受器细胞膜中有一种叫做转导蛋白的 G 蛋白被光激活，转导蛋白反过来激活一种磷酸二酯酶，它可以水解 cGMP，cGMP 浓度的降低引起钠通道关闭，光感受器细胞膜超极化。

光感受器细胞的感受野一般是一小的环形区域，与光感受器细胞在视网膜上所占区域是同延的。双极细胞有两种类型，On 中心和 Off 中心。对于一个 On 中心双极细胞，当光线照射在感受野中心时，产生去极化；当光线照射在围绕感受野中心的环形区域时，产生超极化。而一个 Off 中心双极细胞的反应则与其完全相反。对于刺激感受野中心所引起的不同的反应依赖于双极细胞上受体的不同，这些受体对于从光感受器细胞突触末端释放的谷氨酸有不同的反应，包括水平细胞在内的中间神经元通路决定围绕感受野中心的周围区域对刺激的反应。

神经节细胞与双极细胞一样，可能也有中心-周边拮抗机制的感受野，或者类似无长突细胞，也可能具有大的感受野。这种感受野可能反映了主要的输入。在灵长类动物神经节细胞可以分为 P 细胞、M 细胞或 W 细胞。P 和 M 细胞有受双极细胞调控的中心-周边感受野。P 细胞比 M 细胞有小一些的感受野，对于刺激反应比较强烈，有慢传导的轴突，可以以线性方式总和多个反应，可以区分颜色。它们主要负责高视锐度和颜色视觉，投射到外侧膝状体核的小细胞层。在不可预知的情况下，M 细胞对复杂的刺激起反应并且对波长不敏感，它们是移动刺激的检测器，投射到外侧膝状体核的大细胞层。W 细胞常常有大的、弥散的感受野，可以感知周围环境的光强度，可能受无长突细胞的调控，W 细胞的一个投射目标是上丘。

（3）视觉的神经通路

从两眼出来的视神经在视交叉处会聚。一些视神经纤维在视交叉处发生交叉后并入视束，另外一些则继续沿着眼睛起源一侧视束后行。交叉的视神经纤维起源于两眼的鼻半侧视网膜，未交叉的视神经纤维起源于颞半侧视网膜。正因为有了这种安排，每一侧的视束都包含交叉和未交叉的纤维，视束纤维与外侧膝状体核形成突触。

(4) 外侧膝状体中转视觉信息到大脑皮层

外侧膝状体（LGN）中的大部分神经元投射到视皮层，但是其中一些是中间神经元。一个特定的 LGN 神经元从一个或者几个视网膜神经节细胞接受优势输入，其反应类似于神经节细胞。这样，LGN 神经元也可以被分为 P 或 M 细胞，它们也有 On 中心或者 Off 中心感受野。但是 LGN 神经元除了视网膜外还受其他区域的输入支配，这些区域主要包括视皮层、几个脑干核以及丘脑网状核。起源于脑干核或者丘脑网状核的抑制性活动可以防止视觉信号到达皮层或者降低这些信号。本质上，LGN 在视觉信号到达视皮层之前充当一个滤波器的作用。

(5) 纹状皮层是初级视觉接受区

视辐射主要终止于初级视皮层第Ⅳ层，这个区的皮层包含 Gennari 带，这个区域的皮层称之为纹状皮层。从 LGN 大细胞层和小细胞层来的投射是分开的，这样从两眼来的携带信息的轴突终止于皮层交替的条块中，这些条块称为眼优势柱。从 17 区神经元记录中揭示，对于某一个特定的细胞，虽然是一侧眼占优势但其常常接受来自双眼的输入。

视网膜被映像在纹状皮层中形成所谓的视拓扑图。枕叶柱及其之前的一小段代表黄斑区，沿枕叶中间更靠前的部分则代表视网膜的剩余部分。黄斑代表区比视网膜其余部分占据更多的皮层容量，主要是因为视锐度的需要。

在纹状皮层，很多神经元对长条刺激反应更强，长条形视觉目标或其边缘比小光点要诱导出更强烈的反应。刺激的方位是一个很重要的因素，纹状皮层某一区域垂直于皮层表面的神经元对长条刺激反应都很好，那么它们具有同样的方位，这些神经元形成方位柱。

(6) 视觉信息处理依赖于很多皮层区域

纹状皮层或者初级视觉皮层接受来自 LGN 的视觉信息并开始分析这些信息。纹状皮层还与其他一些皮层相互联系，如纹状外视觉皮层参与视觉信息的进一步处理。这些皮层区域与其他丘脑核团相互联系。

立体影像是双眼深度视觉，它依赖于图像在双眼中的细微差别，这样特定的皮层神经元在两眼视网膜上的感受野的点会有少许不对应，这给大脑提供了一个信号用来判断目标距离的不同。

彩色视觉依赖于对光波波长的分辨。视网膜神经节细胞和 LGN 神经元可能选择性地对一种波长反应而抑制另外一种波长，这些细胞称为光谱拮抗神经元。

举个例子,某神经元被激活既可以通过红光照射感受野中心也可以通过绿光照射感受野中心的周边区域。光谱拮抗细胞属于 P 细胞。在皮层的神经元可以分辨波长和亮度,这样它们可提供对色彩的感知。这种神经元集中在皮质短柱,是眼优势柱中的一组神经元。

5. 听觉传导路

(1) 耳朵可以被再分为外耳、中耳和内耳。外耳包括耳廓和外耳道,主要作用是引导声音经耳道到达鼓膜外表面。中耳是延伸进鼓膜的一个腔。它包含一串听小骨:锤骨、砧骨和镫骨。听小骨连接鼓膜和另外一个覆盖在卵圆窗上的膜,卵圆窗开口向内耳。中耳包括两块肌肉——鼓膜张肌和镫骨肌:鼓膜张肌贴附于锤骨,镫骨肌贴附于镫骨。内耳是在颞骨内的一个腔,内含耳蜗和前庭器官。内耳是听觉器官,由骨迷路和膜迷路共同组成。

(2) 耳蜗(柯蒂氏器或螺旋器)是听觉的感觉器官。柯蒂氏器由毛细胞、盖膜和几种支持细胞组成。毛细胞中的静纤毛与盖膜相接触,毛细胞被耳蜗神经的初级传入和传出纤维支配。初级传入纤维的细胞体在蜗轴的螺旋神经节里,螺旋神经节细胞是双极神经元,其外周突起通过螺旋板到达毛细胞,中枢突起加入耳蜗神经投射到脑干。在蜗管内,振荡的最大振幅沿基底膜延伸不同的距离。距离依赖于声音的频率。对于特定频率的声音,大多数基底膜以行波方式振荡,高频引起的运动在耳蜗基底部最大,而低频引起的运动在耳蜗顶部最大。

随着基底膜的振荡,在柯蒂氏器中的毛细胞静纤毛与盖膜的结合处受到剪切力。当静纤毛朝向最长纤毛弯曲的时候,因为顶端膜对阳离子的电导增大,毛细胞变得去极化。这种去极化是一种受体电位,它引起递质释放,在初级传入纤维到毛细胞的突触上产生一个发生器电位。随着基底膜的振荡朝向相反的方向进行,毛细胞的膜产生超极化,几乎没有神经递质释放。这样,在初级传入终端的发生器电位是一种振荡电位,如果在去极化过程中,其振荡幅度足够大,它可以在初级传入神经纤维触发一个动作电位。

内淋巴和毛细胞胞内液之间的电位差异非常高,这种电位差在听觉系统的敏感性中是个很重要的因素。如果把外淋巴作为参考电位,内淋巴就有一个正的稳态 85 mV 的电位,这个电位称为耳蜗内电位,是血管纹中生电泵作用的结果。以内淋巴做参考电位,毛细胞的静息电位大约是 85 mV。由于内淋巴的正向电位,毛细胞顶端膜的跨膜电位最高可以达到 170 mV,这样就增加了毛细胞换能器膜的离子驱动力。

耳蜗微音器电位可以从耳蜗骨迷路处记录到。这种电位来源于毛细胞对声音做出反应的活动所产生的电流。内耳微音器电位具有和声音刺激一样的频率,幅度随声音强度而分级。

沿着柯蒂氏器的长度，在不同的点支配毛细胞的耳蜗神经纤维被调整到针对不同的声音频率。这种初级传入纤维的调音特征可以通过建立调音曲线来证明，这种曲线是用来描述声音刺激的频率与神经纤维激活阈值之间的关系。在最低强度下能够激活神经纤维的频率称为该神经纤维的特征频率。在耳蜗基底部支配柯蒂氏器的耳蜗神经纤维有高的特征频率，而在耳蜗顶部的神经纤维具有低的特征频率，这样柯蒂氏器是一种音调拓扑结构。

对于耳蜗能够检测的频率范围中较低的部分（< 4 000 Hz），特定的耳蜗神经纤维的放电显示出锁相现象。也就是说，它们放电是持续地出现在声波振荡的一个特定的相位。传入神经纤维的群体放电可以发出表示其刺激频率的信号，这是听觉信号的排放编码。然而，具有较高特征频率的耳蜗传入神经纤维并不能表现出相位锁定。在这些神经纤维上，编码就依赖于部位编码，支配靠近耳蜗基底部的传入纤维发出的信号频率依赖它所支配的位点。强度编码依赖于通过不同强度声音而诱发放电的纤维数目，也可能依赖于放电的神经元的数目。

（3）中枢听觉通路负责声音定位和声音频率的分析

上橄榄复合体被认为与声音定位有关。在上橄榄核内侧核的神经元比较声音到达两耳的时间，而在上橄榄核外侧核的神经元比较到达两耳的声音强度的不同。声源位于左侧的声音首先到达左耳，头部作为一个声音屏蔽装置降低了声音到达右耳的强度。通过这些双耳线索，从上橄榄核来的信号允许中枢听觉通路判断声音来源的位置。

听觉皮层存在总和柱和抑制柱表明，声音信号的处理也发生在大脑皮层。在这些柱中神经元的反应依赖于声音是否来自左耳、右耳或者是双耳。在总和柱中，当声音到达双耳而不是单耳的时候，神经元反应较好。抑制柱中的神经元对声音在单耳而不是同时到达双耳的反应较好。

中枢听觉通路的频率分析可以用音调拓扑图来反映很多听觉结构的特征。耳蜗的音调拓扑图也可以反映在耳蜗核、下丘、内侧膝状体核和听觉皮层的几个区域。

（4）耳聋的程度和其所影响的频率可以通过听力测定法来检测。病人的每只耳朵都测试不同频率和强度的纯音。将不同样本频率的听觉阈值与正常被试相比较，听力缺陷可以通过采用一定频率范围或者整个频率谱范围内损失的分贝数来表示。

3.2 信息的输出

皮层输出的信息主要控制肌肉的运动,腺体的分泌等。

3.2.1 下行运动通路具有复杂的结构

1. 下行的运动通路在传统上被分为锥体系和锥体外系

锥体系包括皮层脊髓束和皮层脑干束,其名称源于一部分神经通路组成了延髓的锥体。锥体系的主要功能是发起随意运动,包括远程的肢体、面部肌肉和舌肌。锥体外系最初是指除皮层脊髓束和皮层脑干束以外的有关运动通路。然而,现在对锥体外系的认识最主要是来自有关运动混乱的神经通路。这些运动混乱是由于基底神经节受到损伤引起的,而不是特定的运动通路受到影响。

下行运动通路的另一种分类方法是根据该神经末梢投射于脊髓的部位来分。一组神经通路末梢投射在脊髓的第Ⅸ层外侧的运动神经元或中间神经元,支配肢体远程肌肉。这些肌肉主要是进行精巧的运动,特别是手指的运动。归属于这一组的有投射到脑干的神经通路,支配面神经运动核和舌下神经核及控制面部眼裂以下部分面部肌肉和舌肌。另一组神经通路的神经纤维投射到脊髓第Ⅸ层中间部分的运动神经元或中间神经元,支配躯体的轴向和环绕的肌肉以及大多数的脑神经运动核。这些躯干肌肉的功能主要是调节姿势,维持身体平衡和运动。而对头部肌肉的控制,主要的作用是眼睑的闭合,咀嚼,吞咽和发声等。

2. 皮层脊髓外侧束支配躯体特定区域

从脑到脊髓的神经通路有两条:皮层脊髓侧束和红核脊髓束。此外,还应当包括皮层脑干束中的控制面下部肌肉和舌肌的神经纤维。

运动皮层具有躯体特定代表区的结构,它类似于躯体感觉皮层代表区。控制上肢的皮层脊髓侧束的神经元位于中央前回的背外侧(手臂代表区)。而控制下肢的神经元位于中央前回的顶部和中间部分(腿部代表区)。控制面下部肌肉和舌肌的皮层脑干束神经元位于中央前回的侧面,正好是从背到侧面的裂缝。这些神经元投射到对侧的脊髓运动核,或者投射到舌下神经核以及面运动神经核的部分核团,许多皮层脊髓束终止于中间神经元,但是有一些直接终止于运动神经元,使得大脑皮层的运动神经元可以直接支配远程肌肉,例如手和手指运动的肌肉。

红核脊髓束起源于红核,这一条神经通路对人类的意义远小于其他的动物。

3. 皮层脊髓内侧束具有控制双侧的功能

腹侧皮层脊髓束具有双侧投射，支配控制人体两侧轴向的肌肉的运动神经元。这是一种重要的安排。因为人体两侧的轴向肌肉通常具有协同一致的功能。有一些皮层脑干束属于内侧束，它们双侧支配大多数脑干运动神经元。

4. 脊髓中运动模式发生器

脊髓的神经回路里包含有运动样式发生器。事实上每一个肢体上都存在各自的运动发生器，这些发生器的活动相互关联，从而在运动时使肢体相互配合。运动和其他一些节律活动（如呼吸）的样式发生器被认为是生物振荡器。许多生物振荡器操作的基础是神经回路中相对应的仰制性活动。

在正常的情况下运动样式发生器被脑干下行纤维的命令所激活，中脑运动中心通过激活桥脑-延髓网状结构中的神经元来发起运动。而这些神经元发出下行纤维传达命令。运动样式发生器把紧张性活动转化为支配肌肉活动的运动神经元节律性放电，这些肌肉包括在该运动的范围内。中脑运动中枢能够被大脑运动皮层的随意运动的命令所激活。同时它也受到其他传入信息的影响，比如来自脊髓中运动样式发生器的传入信息所激活，这些传入信息修正进行中的运动程序，从而使得运动按照环境的指令来改变。

3.2.2 大脑皮层对随意运动的控制

1. 皮层脊髓束和皮层脑干束

皮层脊髓束和皮层脑干束是最重要的传出信息神经通路，它们发起和执行随意运动。皮层脊髓侧束和相当一部分的皮层脑干束控制对侧的肢体肌肉、眼裂下方的面肌和舌肌的精细运动。皮层脊髓内侧束和一部分的皮层脑干束，以及更为非直接的神经束为随意运动提供肌体的姿势等支持。

目前我们知道皮层脊髓束和皮层脑干束的神经元不是孤立地工作，它们的动作电位的发放是基于许多来源的输入信息。运动皮层接受的投射包括来自丘脑的腹侧核、中央后回、后顶叶皮层、运动辅助皮层和前运动皮层。丘脑腹侧核是小脑和基底神经节组成的神经回路的一部分，它们的作用是调节运动。中央后回加工处理来自躯体感觉的信息并把它传给运动皮层。这些信息是皮肤、肌肉、关节和所探测的物体之间运动和接触的反馈，后顶叶皮层、辅助运动皮层、前运动皮层是将运动进行编制程序。

2. 运动程序在感觉运动皮层中形成

随意运动需要以适当的顺序指令肌肉的收缩和松弛，不仅仅是和运动直接相关的肌肉，而且还包括维持姿势的肌肉。因此，需要一种机构来对这些复杂的事件编制程序。目前认为有关于运动编程的皮层包括后顶叶皮层、辅助运动皮层和前运动皮层(图3.4)。

后顶叶皮层接受来自中央后回的体表感觉信息和来自枕叶皮层的视觉信息。后顶叶皮层联结辅助运动皮层、前运动皮层,而这样的联结对于加工处理感觉信息从而产生有意图的运动是很重要的。

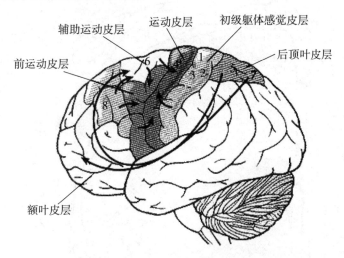

图3.4 和运动程序编制相关的运动皮层（引自王建军,《探索脑》,2004)。

辅助运动皮层常常是和复杂的双侧运动有关。损伤辅助运动皮层会引发运动时定向缺陷以及双侧协同损伤。前运动皮层接受来自后顶叶皮层、辅助运动皮层和小脑的投射,它自身投射到运动皮层。特别是包括对轴向的和近端的肌肉运动的控制。损伤人类和猴子前运动皮层的结果表现在紧握反应上,轻触手掌或拉伸手指会引发手的紧握动作。

3. 运动皮层发出运动信息

运动皮层在显微镜下可以辨认出巨大的锥体细胞(或称为Betz细胞)。然而更多神经纤维是从较小的和中等大小的锥体细胞发出。皮层脊髓束和皮层脑干束由运动皮层发出,例如前运动皮层、辅助运动皮层、中央后回。运动皮层具有躯体特定代表区的结构特点(图3.5)。

运动皮层控制远程和近端的肌肉。皮层脊髓束和皮层脑干束发出的外侧束系统控制对侧的末端肌肉、眼裂下方的面肌和舌肌。切断皮层脊髓束和皮层脑干束就会消除对侧末端肌肉的运动,但是其他的神经通路仍旧会去激活轴向的肌肉。

皮层脊髓侧束支配脊髓α运动神经元。同样的通路也兴奋γ运动神经元。因此,当皮层脊髓侧束发出神经冲动时,它同时激活了α和γ运动神经元。此外,皮层脊髓侧束会影响调节反射活动传输的中间神经元。在学习运动期间,在某种运动的特殊时相之前,一些锥体细胞开始放电(例如一个关节的弯曲或伸直)。这种活动是对包括在该运动中的肌肉的力量进行编码,而不是对关节的位置进行编码。不同的神经元分别对力量产生的速率编码和对静态的力量编码。

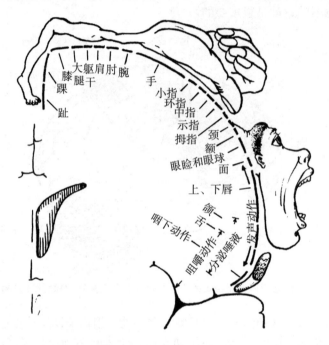

图3.5 躯体各部在第一躯体运动代表区的定位(引自姚泰,《生理学》,2005年)。支配手指运动的皮层代表区面积远远大于支配躯干运动的皮层代表区。代表区面积的大小取决于运动的精细程度。

3.3 中枢神经系统中信息的处理

3.3.1 神经元联结的方式

神经元依其在反射弧中的不同地位可分为传入神经元、中间神经元和传出神经元,其中以中间神经元为最多。中枢神经元之间的联结主要有以下几种方式:

1. 辐散和聚合式联系

辐散式联系是指一个神经元可通过其轴突末梢分支与多个神经元形成突触联系，从而使与之相联系的许多神经元同时兴奋或抑制。这种联系方式在传入通路中较多见。聚合式联系是指一个神经元可接受来自许多神经元的轴突末梢而建立突触联系，因而有可能使来源于不同神经元的兴奋和抑制在同一神经元上发生整合，导致后者兴奋或抑制。这种联系方式在传出通路中较为多见。

在脊髓，传入神经元的纤维进入中枢后，既有分支与本节段脊髓的中间神经元及传出神经元发生联系，又有上升与下降的分支，它们再发出侧支在各节段脊髓与中间神经元发生突触联系。因此，在传入神经元与其他神经元发生的突触联系中主要表现为辐散式联系；传出神经元（如脊髓前角运动神经元）接受不同轴突来源的突触联系，主要表现为聚合式联系。一个脊髓前角运动神经元一般会接受2 000个突触联系，而在端脑中，一个中间神经元一般有20 000个突触联系。

2. 链锁式和环式联系

在中间神经元之间，由于辐散与聚合式联系同时存在而形成链锁式联系或环式联系。神经冲动通过链锁式联系，在空间上可扩大作用范围；兴奋冲动通过环式联系，或因负反馈而使活动及时终止，或因正反馈而使兴奋增强和延续。在环式联系中，即使最初的刺激已经停止，传出通路上冲动发放仍能继续一段时间，这种现象称为后发放或后放电。后发放现象也可见于各种神经反馈活动中。

3.3.2 中枢兴奋性信息流的特征

兴奋在反射弧中枢部分传播时，往往需要通过一次以上的突触接替。当兴奋通过化学性突触传递时，由于突触结构和化学递质参与等因素的影响，其兴奋传递明显不同于神经纤维上的冲动传导，主要表现为以下几方面的特征：

（1）单向传播　在反射活动中，兴奋经化学性突触传递，只能向一个方向传播，即从突触前末梢传向突触后神经元。这是由突触结构的极性所决定的，因为神经递质通常由突触前膜释放，且通常作用于后膜受体。虽然近年来发现后膜也能释放一些递质，而前膜也存在突触前受体，但其作用主要为调节递质的释放，而与兴奋传递无直接关系。电突触传递则不同，由于其结构无极性，因而兴奋可双向传播。

（2）中枢延搁　兴奋通过反射中枢时往往较慢，这一现象称为中枢延搁。是由于兴奋经化学性突触传递时需经历前膜释放递质、递质在间隙内扩散并作用于后膜受体以及后膜离子通道开放等多个环节，因而所需时间较长。兴奋通过一个化学性突触通常需要 0.3~0.5 ms，这比兴奋在同样长的神经纤维上传导要慢得多。如果反射通路上跨越的化学性突触数目越多，则兴奋传递所需的时间也越长。兴奋通过电突触传递时则无时间延搁,因而可在多个神经元的同步活动中起重要作用。

(3) 兴奋的总和　在反射活动中,单根神经纤维的传入冲动一般不能使中枢发出传出效应,而若干神经纤维的传入冲动同时到达同一中枢,才可能产生传出效应。这是因为单根纤维传入冲动引起的 EPSP 是局部电位,它不能引发突触后神经元的扩布性动作电位;但若干传入纤维引起的多个 EPSP 可发生空间总和与时间总和,如果去极化总和达到阈电位,即可爆发动作电位;如果总和未达到阈电位,此时突触后神经元虽未出现兴奋,但其兴奋性有所提高,即表现为易化。

(4) 兴奋节律的改变　如果测定某一反射弧的传入神经(突触前神经元)和传出神经(突触后神经元)在兴奋传递过程中的放电频率,则两者往往结果不同。这是因为突触后神经元常同时接受多个突触前神经元的信号传递,突触后神经元自身的功能状态也可能不同,并且,反射中枢常经过多个中间神经元接替,因此最后传出冲动的节律取决于各种影响因素的综合效应。

(5) 后发放　如前所述,后发放可发生在环式联系的反射通路中。此外,在各种神经反馈活动中,如随意运动时中枢发出的冲动到达骨骼肌引起肌肉收缩后,骨骼肌内的肌梭不断发出传入冲动,将肌肉的运动状态和被牵拉的信息传入中枢。这些反馈信息用于纠正和维持原先的反射活动,并且也是产生后发放的原因之一。

(6) 对内环境变化敏感和容易发生疲劳　因为突触间隙与细胞外液相通,因此内环境理化因素的变化,如缺氧、CO 过多、麻醉剂以及某些药物等均可影响突触传递。另外,用高频电脉冲连续刺激突触前神经元,突触后神经元的放电频率会逐渐降低;而将同样的刺激施加于神经纤维,则神经纤维的放电频率在较长时间内不会降低。这说明突触传递相对容易发生疲劳,其原因可能与递质的耗竭有关。

3.3.3　中枢信息如何处理

我们在上面介绍的有关脑的信息,就像是部分地了解一台彩色电视机的结构,如电阻、电容、镇流器、晶体管、显像管等,但对它的工作原理还不清楚。就是说,对于大脑的高级功能是如何运转,例如智力是如何产生的等相关问题目前虽有各种假设,但总的来说了解和理解甚少。例如我们让一组男性和一组女性看同一栋房子的照片,女性的脑活动比男性强。而让他们看一张裸体照片,则男性脑活动的程度比女性强。我们知道,图像的传入从视神经→视交叉→视束→脑区皮层的 17 区和 18 区,然后再传入颞叶皮层和其他皮层。那么是谁在看图片和引起反应?这种反应显然和以往的经验及社会经历有关。

目前我们知道,有一种鸟妈妈会教育小鸟如何用树枝做成钩状的工具来挖出树洞里的虫;有一种鲸妈妈会教小鲸如何利用潮水的力量冲上沙滩,捕食海豹;狼妈妈会教小狼如何布阵、配合、集体围猎。也就是说,和人类一样,动物的一些本领是后天学会的。脑区信息的输入、处理和贮存显然和遗传有关。这种遗传使人类和其他一些动物有了学习和记忆的能力。

总之,动物和人类的大脑对信息处理主要和遗传以及出生后的实践有关。目前我们发现很多动物也会制作工具,而且有些是复杂的工具。动物也有语言,能够互相交流,但是目前我们还没有发现动物有文字记录。

3.3.4 中枢神经系统和内分泌系统互相作用

神经中枢的活动除可通过传出神经直接控制效应器外还能够作用于内分泌腺,支配这些腺体释放各种激素,从而间接影响效应器活动。这种信息输出的效应往往比较缓慢、持久,而且范围广泛。这些效应器也包括神经系统本身。例如在发育的某一阶段,激素能够影响脑的发育。如果在这个阶段,激素不足,会造成脑发育不良。目前我们知道中枢神经系统和内分泌系统互相作用、互相控制。

某些下丘脑的核团中的神经元释放多肽,其中既有激素,也有神经调质。这样的神经元被归类为神经内分泌细胞。神经内分泌细胞的组成包括室旁核和视上核,它们发出下丘脑垂体束,从下丘脑到达垂体后叶。这些神经纤维释放多肽激素,如催产素和血管升压素,进入血液循环。室旁核也发出含有多肽的轴突到中枢神经系统的许多位点,包括孤束核、迷走神经背核及脊髓中间细胞柱。催产素和血管升压素同时在自主神经回路中作为激素和神经调质起作用。

许多下丘脑的核团中,神经内分泌细胞把激素分泌进入门脉系统,门脉系统也加入垂体后叶的血液循环。这些激素促进或抑制垂体激素释放进入循环系统,它们对于内分泌的调节很重要。关于催产素和血管升压素,同样的下丘脑物质在中枢神经系统的突触处被用作神经调质。

思考题

1. 皮层感觉和运动代表区各有什么特点?
2. 中枢神经系统兴奋性信息流有哪些特点?
3. 中枢神经元有哪几种连接方式?
4. 脊髓具有学习和记忆的功能吗?
5. 在视觉传导中,什么是纹状皮层?有何功能?
6. 在听觉中,耳朵分为几部分,各有何功能?
7. 中枢神经系统和内分泌系统有什么样的关联?

第4章 神经元——脑的结构和功能单位

4.1 神 经 元

经过长期的进化发展过程,地球上的大多数动物群体都具有了神经系统。从低等动物到高等动物再到人类,其神经系统都由神经细胞和神经胶质细胞构成。到目前为止,我们发现神经系统的结构和功能单位是神经细胞。神经细胞也称为神经元。较低等的动物,如海兔的神经系统只有2 000多个神经元,而人的大脑有10^{11}个神经元。一般来说,越是高等的动物,其神经元的数量越多。

神经元的大小和形状千差万别(如图4.1)。从细胞体的大小来说,其范围大约从3~155 μm左右。其细胞体的形状有圆球状、椭球状、锥体状等;如果加上突起,则形状更为特殊。有的神经元没有突起或突起很短,有的神经元的突起则很长,可达1 m多。

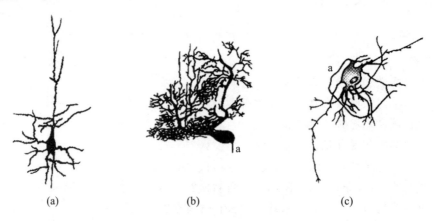

(a)　　　　　　　　(b)　　　　　　　　(c)

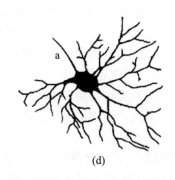
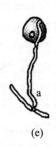

图 4.1 神经元的形状（引自 Arthur J. Vanader, *Human Physiology*, 1990）。(a) 脑皮层的锥体细胞；(b) 小脑皮层中的浦氏细胞；(c) 交感神经节细胞；(d) 脊髓运动神经元；(e) 脊髓背根神经节细胞。图中 a 表示轴突。

4.1.1 神经元的结构

神经元的结构一般可分为两部分，一部分称为胞体，另一部分是突起。突起又分为树突和轴突。

1. 神经元的胞体

和所有的细胞胞体一样，神经元的胞体由细胞膜、细胞浆、细胞器和细胞核等组成。

(1) 细胞膜

神经元的胞体由质膜包裹而成。质膜的结构符合"脂质双层液态镶嵌模型"，即其基本的构成是双脂层。双层磷脂的外层是亲水性的基团，朝向细胞外的头部基团大都含有胆碱，而向细胞内的基团大都含有氨基酸。双层磷脂的中间是疏水性基团。脂质的熔点较低，在一般的室温下是液态，并且可以流动。一些实验证明了这种流动性。组成脂质的一般是磷脂。每个磷脂分子由磷酸和碱基组成亲水性基团。两条长的脂肪烃链处在双层质膜的中间，两两相对。按照热力学公式的计算，这样的脂质双层处于最稳定的状态。神经膜的构成使得水分子容易通过，而各种离子如 K^+、Na^+ 等就不能自由地通过。

在脂质双层中镶嵌有蛋白质。这些蛋白质在膜中的位置有三种情况：一种是贯穿于膜内外两侧的蛋白质；另一种是蛋白质的一半露在膜的外面，而另一半则埋在膜中；还有一种是蛋白质全部埋在膜中。镶嵌在细胞膜中不同位置的蛋白质具有各种不同的生理功能，它们构成了离子通道、载体、受体和各种酶。

由于质膜是液态的，所以镶嵌在其中的蛋白质也具有流动性，好像是漂浮在海面上的冰山。在一些实验中,对膜上的蛋白质做荧光标记,然后在显微镜下观察,发现这些标记物不断地移动。蛋白质的这种流动性不是无序的、随机的,而是受到一定的生理调控。例如神经肌肉接头处的乙酰胆碱受体通常聚集在肌膜终板处,但是当切断支配该肌肉的神经后,乙酰胆碱受体就会漂浮在整个肌肉细胞的表面。

细胞膜上所含的糖类有寡糖和多糖。这些糖类和质膜的脂类或蛋白质相结合形成糖脂或糖蛋白。这些糖可能具有的一种功能是表示某种免疫信息和作为膜受体的可识别部分。

总之,神经元的细胞膜和其他细胞一样,即脂质双层作为膜的基本骨架,而镶嵌在其中的蛋白质和连接在其外表面的糖类分子一起完成许多重要的生理功能。

(2) 细胞质

细胞质内含有许多细胞器,包括线粒体、高尔基体、溶酶体等,但较为特殊的是尼氏体和神经原纤维。尼氏体只存在于胞体和树突中,而在轴突和轴丘中没有观察到。在电镜下,尼氏体由粗面内质网和核糖核蛋白体所组成,是神经元内合成蛋白质的主要部位。

神经原纤维为成束排列的细束,由直径不等的神经微管和微丝组成。有的在胞体中交织成网,有的在轴突中和树突中彼此平行,密集成束。神经原纤维的功能可能是起细胞骨架的作用和协助轴浆运输物质。

(3) 细胞核

细胞核一般位于神经细胞的中央。每个神经细胞有一个核,核内含有由DNA和有关蛋白质组成的遗传物质。细胞核的大小与神经元的大小有关。细胞核核膜的组成和质膜的组成基本是一样的。在核膜上有许多孔洞,称为核孔。一方面在细胞核内转录成的信使mRNA等要离开核,转移到胞质,另一方面合成这些物质的原材料来自胞浆。所以核孔内有双路运输的穿梭。核内也有一些受体,协助类固醇类激素起到生理作用。核内的DNA有两种作用:一是可复制自身,进行细胞分裂;另一个作用是作为模板制造神经元所需要的各种不同的功能蛋白质。

2. 神经元的突起

神经元的突起分为两种类型,一种是树突,另一种是轴突。

(1) 树突

树突是胞体向外生长的树状突起(如图4.2),其内容物和胞体大致相同。树突的基部较宽,向外生长时反复分支和不断变细,一般较短。在树突的小分支上有大量的细刺状突起,称为"棘",是和其他神经元具有机能性连接的部位。一个神经元的胞体可发出许多树突。

树突接受其他神经元传来的信息,在胞体综合后,从轴突传向下一级神经元。

目前我们知道信息也可以在树突这一层次进行传递,即由树突接受信息,然后从树突传出,而不必从轴突或胞体传出。作为接受信息的树突终末,在许多感觉器官中会和特化的结构相结合,组成感受器。

神经元树突树的精细结构很好地反映了它与其他神经元形成突触连接的复杂性。脑的功能依赖于高度精确的突触连接,它们在胎儿期形成,并在婴儿期与孩童早期进一步完善。但是这种复杂的发育过程极易受到破坏。大脑发育受损后会引起认知功能低下,从而影响适应性行为。

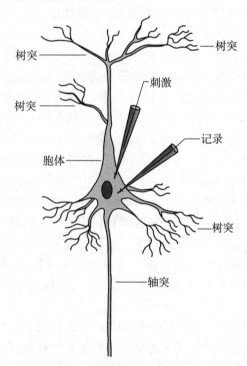

图 4.2　海马锥体细胞神经元模式图。一根微电极作为细胞内刺激电极,另外一根作为细胞内纪录电极。

标准化测试表明:普通人群的智力水平按高斯曲线分布。根据惯例,将智商平均值设为 100。约 2/3 的人在平均值正负 15 的范围内(一个标准偏差),95% 的人在平均值正负 30 的范围内(两个标准偏差)。智商低于 70 且认知缺陷,使她或他不能根据周围生活环境调节行为,就是智障。约 2%～3% 的人属于这种情况。

产生智障的原因很多。最严重的是由遗传疾病导致,如苯丙酮尿症(PKU)。

其基本的病变为肝脏中缺乏代谢饮食中苯丙氨酸的酶。出生时患有 PKU 的婴儿脑与血液中的苯丙氨酸浓度过高。如果不及时治疗就会阻碍脑的发育,导致严重智障。另一个例子是唐氏综合征,胎儿 21 号染色体多一条拷贝,干扰了脑发育过程中正常基因的表达,造成智障。

智障的第二种原因是怀孕和分娩过程中的意外。例如母亲在分娩时感染德国麻疹(风疹),产生窒息。智障的第三种原因是怀孕过程中缺乏营养。例如胎儿酒精综合征,即因母亲酗酒,在怀孕其间饮食不正常,且酒精也对胎儿产生影响,导致孩子发育异常。第四种原因是最普遍的,即单调环境的影响,如婴儿时期缺乏营养、社交和感觉刺激。

有些智障病人有明显的身体表现(如生长缓慢,头、手、身体的结构异常),但大多智障病人只有行为症状。这些人的脑粗看很正常,那么是什么样的脑结构变化造成他们有严重的认知缺陷呢? 20 世纪 70 年代,Dartmouth 学院的 Migud Marin - Padilla 和纽约 Albert Einstein 医学院的 Dominick Purpura 发现了重要的线索。他们用高尔基染色法研究智障儿童的脑,发现其神经元的树突结构发生了明显的改变。智障儿童的树突上少了很多树突棘,而仅有的少量树突棘又异常细长。进一步观察发现,树突棘改变的程度与智力迟钝的程度成正相关。

树突棘是突触输入的重要位点。Purpura 指出智障儿童的树突棘与正常胎儿的树突棘非常相似。而智障是由于脑在发育过程中正常的神经环路没有形成。这一开创性工作发表后三十年来已被确定。正常突触的发育(包括树突棘的成熟)主要依赖于婴儿和儿童早期的环境。在发育早期的关键阶段,单调环境导致大脑环路的严重改变。目前我们知道,这种剥夺诱发的改变如果及时干预是可以逆转的。

(2) 轴突

神经元的胞体只发出一根轴突(如图 4.2),胞体发出轴突的部位称为轴丘。轴丘是动作电位产生的部位。刚从胞体发出的轴突无髓鞘包裹。随后整个轴突都由髓鞘所包裹。在中枢神经系统中,髓鞘是由少突胶质细胞形成。在周围神经系统中,髓鞘是由施万细胞形成。轴突区别于胞体的两个显著特点是:

①轴突不含粗面 ER,仅有少量的游离核糖体;

②轴突膜的蛋白质组成基本不同于胞体膜。

这些结构上的差异导致了功能上的不同。由于轴突不含核糖体,因此也没有蛋白质合成。轴突内的所有蛋白质都必须来源于胞体。正是轴突膜上的不同蛋白质使得轴突能长距离传递信息。

轴突长度可短于 1 mm,也可长于 1 m。在轴突的主干上,常可向直角方向发出侧枝,称为轴突侧支(axon collateral)。有时候,轴突侧支会返回产生轴突的同一细胞或邻近区域的神经细胞,形成反馈作用。例如脊髓前角的运动神经元的轴突发出动作电位来支配肌肉运动。同时该轴突会发出侧支激活抑制性神经元,反过来抑制性神经元和该运动神经元形成突触连接,抑制该神经元的发放。从而保证肌肉运动的准确性,不会重复收缩。

轴突的粗细在全长是均匀一致的。轴突内的胞浆称为轴浆,它与胞体的神经浆相连,存在着双向流动,称为轴浆流,起着物质运输的作用。由于在轴突中不存在尼氏小体,所以不能合成蛋白质。新的蛋白质将由胞体合成,再向轴突方向运输。而轴突的代谢产物,则由轴突向胞体方向运送。辣根过氧化酶染色法就是利用轴浆运输的特点。

轴突的末端脱去髓鞘后反复分支。每一个分支的末端膨大,称为突触前终末。这是神经元之间传递信息的装置。突触前终末和另一个细胞相接触(可以和树突或胞体等)的部位,称为突触。发出信息的神经元称为突触前细胞,而接受信息的神经元称为突触后细胞。突触前和突触后存在突触间隙。

(3) 中枢神经系统中轴突的再生

与其他脊椎动物相比,哺乳动物在很多方面如计算能力和行为适应性变化,远远优于水生动物(如鱼、两栖类)。然而有趣的是,鱼和青蛙具有另一个优势——成年动物的中枢神经系统(CNS)受损断裂后,轴突具有再生功能。如青蛙的视神经被切断后,能重新长好(视神经属于中枢神经系统,其外面包裹三层膜,类同于脊髓和脑外面的三层膜)。而人的视神经被切断,将会永远失明。人类的脊髓断裂也不能再连接起来,如我们大家都知道的桑兰的故事。当然,我们的 CNS 轴突在发育早期也很长,但出生后不久发生了一些变化,使 CNS(特别是白质)形成了不利于轴突生长的环境。

当轴突被切断后,其远端部分由于与胞体分离逐渐退化。而近端部分的切割顶端最初通过产生生长锥而继续延伸。在成年哺乳动物 CNS 中,这种生长被异常中断。但在哺乳动物外周神经系统(PNS)中就不完全如此。外周神经被切割后,随着时间的推移,去神经皮肤的感觉功能最终会恢复过来。这是因为 PNS 轴突能远距离再生。

令人惊奇的是,哺乳动物 PNS 和 CNS 之间的这种巨大差异并非在于神经元本身。PNS 背根神经节细胞的轴突在外周神经中能够很好地再生,但若处于背角 CNS 环境中,则停止生长。相反,如果 CNS 的运动神经元轴突在外周神经中被切断,它能重新生长至靶位。如果在 CNS 中被切断,则无法再生。因此,CNS 和 PNS 之间的差异在于两者的环境不同。20 世纪 80 年代初,Albert Aguayo 和他的同事在 Montreal General 医院,通过一系列非常重要的实验证实了这一观点,阐明了受损的视神经轴突可以沿着外周神经移植物生长很长的一段距离。

中枢和外周神经有什么不同的地方,使得他们能够生长或不能生长? 其中一点差异就在于形成髓鞘的胶质细胞:CNS 中为少突胶质细胞,而外周神经轴突是施万细胞。Martin Schwab 做的实验表明,组织培养的 CNS 神经元沿着由施万细胞,而不是由非 CNS 的少突胶质细胞所提供的底物延伸出轴突。这一发现引导大家去寻求抑制轴突生长的神经胶质因子。2000 年初终于确定了一种称为 nogo 的分子。少突胶质细胞受损时,nogo 明显释放。nogo 的抗体可中和该分子的轴突生长抑制作用。Schwab 和他的同事将抗 nogo 的抗体(称为 IN-1)注入了脊髓受损的成年大鼠体内。这一治疗方法使得大约 5% 的断裂轴突得以再生。或许,这一疗效并不显著,但却足以让动物表现出显著的功能恢复。相同的抗体也已经在神经系统中被用于 nogo 的定位。这一蛋白由哺乳动物而非鱼类的少突胶质细胞产生,而施万细胞中没有。

形成哺乳动物大脑的最后步骤之一,是将新生轴突包裹入髓鞘。这对于提高动作电位的传导速率非常有利,但却要为之付出极大的代价——轴突受损后生长被抑制。在 20 世纪,神经科学家都接受成年 CNS 缺乏轴突再生功能这一令人沮丧的生命现象。然而,最近发现了具有刺激或抑制 CNS 轴突生长的分子,为 21 世纪 CNS 疾病的治疗提供了希望,这些分子可用于促进受损病人脑和脊髓中轴突的再生。

3. 神经元的分类

神经元的分类有多种方法。

一种分类法是按照突起的数量来分。神经元胞体的形状和突起的长短、数量是多种多样的。我们根据神经元突起的数目将神经元分为单极神经元、双极神经元和多极神经元三种。单极神经元或称假单极神经元,从胞体只伸出一根突起,突起离开胞体后不久再分为轴突(中枢突)和树突(周围突)。例如脊神经节中的细胞均属此类。树突接受外界的刺激信号,向胞体传送信息,轴突将神经冲动由胞体传出,传向下一级神经元。双极神经元多为梭形,从胞体的两端各发出一根突起。如视网膜中的双极神经细胞属于此类。多极神经元是由胞体发出两根以上的突起,其中一根为轴突,长而细,其余的为树突,而且一根树突又有许多分支,中枢神经系统内的神经元多属此类。

另一种形态分类法是按照轴突的长短,把神经元分为高尔基 I 型和高尔基 II 型。前者轴突细长,连接范围较广的神经元;后者轴突甚短,仅与邻近的神经元连接。此外还有一些特殊的神经元,如无足细胞没有明显的轴突,存在于视网膜等处。

还可以按树突的特点分类。神经元之间,树突树变化范围很大。一些细胞起了非常优雅的名字,比如"双花束细胞"。其他的名字则没那么有趣,比如"n 细胞"。大脑中特定部分神经元的分类是独特的。例如,在大脑皮层(紧贴大脑表面下的结构)有两大类神经元:锥体细胞(金字塔形)和星形细胞(星状)。另一种区分神经元的简单方法是根据它们的树突是否有棘。有棘的叫做棘状神经元,没有的叫做无棘神经元。按照树突特点的分类方法是互相重叠的。例如,在大脑皮层,所有的锥体细胞都是棘状的,而星形细胞可以是棘状的,也可以是无棘的。

神经元又可按照功能分为感觉神经元、中间神经元和运动神经元。脑、脊神经节、脊髓和脑干感觉核中的神经元为感觉神经元;大脑皮质的锥体细胞、脑干运动核和脊髓前柱等处的神经元为运动神经元;而脑内大多数的神经元只和其他神经元建立连接,体积较小称为中间神经元,如丘脑、脊髓后柱的一些神经元。

此外,还可以根据神经元的作用分为兴奋性神经元和抑制性神经元。如脊髓前角内的躯体运动神经元为兴奋性神经元;闰绍氏细胞为抑制性神经元。根据神经元释放的递质不同可将神经元分为胆碱能神经元、肾上腺素能神经元、多巴胺神经元、5-羟色胺神经元等。

4.2　神经胶质细胞

中枢神经系统中存在着大量的非神经元,即神经胶质细胞。在哺乳动物的大脑中,神经胶质细胞的数量约为神经细胞的 10～50 倍。它们在中枢神经系统内部构成部分实质,并衬在脑室系统的壁上。在周围神经系统,它们是包裹神经纤维的施万细胞及感觉上皮的支持细胞。神经胶质细胞的体积一般比神经细胞小,虽然其数量巨大,但其总的体积只占脑体积的一半。人们对胶质细胞从形态、结构、功能和电生理特性等方面进行了大量的研究。在普通染色的标本上,只能看到它们的细胞核,用银镀法可见细胞突起。神经胶质细胞分为星状胶质细胞、少突胶质细胞、小胶质细胞、室管膜胶质细胞等。

4.2.1　神经胶质细胞的几种类型

1. 星状胶质细胞

星状胶质细胞(图 4.3)是胶质细胞中体积最大的细胞,呈星状,其突起呈树枝状,不分树突和轴突。突起的末端膨大,包裹在脑毛细血管的表面,称为血管周足(也称脚板)。而其他的突起则附于神经细胞的胞体和树突上。脑毛细血管表面有85%以上的面积被血管周足所包绕,这些解剖结构被认为可能是脑屏障的结构基础。根据胞浆内原纤维量的多少,星状胶质细胞分为原浆性及纤维性两种。前者有很多分支的粗突起,胞浆内原纤维较少,核颜色略浅,主要分布在灰质,常沿神经元的胞体排列,并以突起包绕神经元的胞体。后者有较少分支的细长突起,胞浆内原纤维多,核染色较深,主要分布在白质。在脑或脊髓的灰质和白质邻接地区,有混合型的原浆纤维性星状胶质细胞,延伸到白质中的突起为纤维性的,而到灰质中的突起是原浆性的。

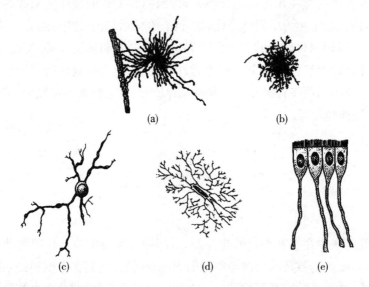

图 4.3 神经胶质细胞(引自 Arthur J. Vanader,*Human Physiology*,1990)。(a)纤维性星状胶质细胞;(b)原浆性星状胶质细胞;(c)少突胶质细胞;(d)小胶质细胞;(e)室管膜细胞。

2. 少突胶质细胞

少突胶质细胞(图 4.3)因突起少而得名。分布在灰、白质中。在白质神经纤维束间的少突胶质细胞称束间细胞,常在纤维束间排列成行。在胎儿及新生儿中,此种细胞较多,它们包绕轴突形成髓鞘以后突起即迅速减少。位于灰质中的少突胶质细胞称为神经元周细胞,是卫星细胞之一,其突起紧贴神经元或靠近树突,在较大的神经细胞如大脑皮质的大锥体细胞旁较多。少突胶质细胞在中枢神经系统中包裹神经元的轴突形成髓鞘。有的轴突没有髓鞘,则被单层的少突胶质细胞所覆盖。

3. 小胶质细胞

体积最小,核呈长形或三角形,染色质均匀分布,着色较深。有少量细胞质,突起少且较粗短,有分支,其上有大量棘刺。此细胞常分散地广泛分布于脑和脊髓,但在灰质内居多。其突起伸入神经元间,也可延展到毛细血管表面,构成神经元和血管的卫星细胞。在侧脑室的室管膜下层,也有较多小胶质细胞。电镜观察发现细胞质中的内质网少,不含胶质微丝,故易与星状胶质细胞区别,但很难确切鉴别它们。有人认为它和少突胶质细胞可能是同一种细胞,由后者变异而来。在中枢神经系统损伤或炎症时该细胞增多。小胶质细胞的功能是当神经元发生病变时,如出现了髓鞘的变性时,则发挥吞噬作用,清除这些病变的细胞。

4. 室管膜细胞

这种细胞衬在脑室系统及脊髓中央管的壁上,又称室管膜上皮细胞。室管膜细胞除具有支持作用外,在正中隆突及垂体柄处,还和向脑脊液中分泌或摄取、转运某些激素控制因子有关。在其他区域,细胞的基底面的短突起可以附着于血管壁,参与脑脊液和血液间的物质运输。

4.2.2 神经胶质细胞的功能

1. 支持、绝缘、保护和修复作用

星状胶质细胞填充在神经元间,它的长突起附着在血管壁及软脑膜上,起着机械性的支架作用。施万细胞和少突胶质细胞包绕轴突(或长树突)形成髓鞘,后者在神经纤维传导冲动时具有绝缘作用。胶质细胞包围单个或成群神经元,使之彼此分隔,也起着绝缘作用。电镜研究证实,即使是在突触附近,仍有胶质细胞突起,只有突触除外,这就保证了神经冲动的传导不受到干扰。小胶质细胞在正常动物脑中并不活跃,但是在炎症或变性过程中,它迅速增殖,迁移至损伤地区,细胞变圆变大,成为活跃的吞噬细胞。同时少突和星状胶质细胞也发生反应,体积膨大,胶质微丝明显,脚板膨大,溶酶体增多。有人认为这两种细胞与损伤细胞碎片被吞噬有关。胶质细胞在损伤处增生,填充空隙形成瘢痕。在周围神经纤维断裂时,施万细胞吞噬溃变的轴突和分解的髓鞘,同时细胞增殖,在断裂处形成细胞桥,将纤维的两断端连接,提供了再生轴突芽生长的通道,同时形成新的髓鞘。

2. 营养和物质代谢作用

在脑组织中的大部分毛细血管的表面,都有星状胶质细胞的脚板与之紧密相贴,其间仅隔一层基膜。这样一方面可起着屏障作用,另一方面也可以转运某些代谢物质。目前已知在血管脚板上或基膜上有一些酶,它们对于向神经元运送糖原起着一定的维持作用。用放射自显术研究乌贼巨大轴突的实验结果表明,神经胶质细胞可以向神经元转移蛋白。最初结合在神经胶质细胞中的放射性氨基酸,以后却在神经元的轴突内发现。同时将核糖核酸酶注入轴浆,破坏轴突内的所有的核糖核酸,使它本身不能合成蛋白质,结果在轴突内仍然出现了标记的蛋白质,说明这种蛋白质并非在轴浆内合成,而是由神经胶质细胞转移而来。此外,发现转移过程和细胞外钙离子有关。这种现象在高等动物中也存在。

3. 离子、递质的调节和免疫功能

在脑组织内,只有很少的细胞外间隙,有人认为从生理意义上讲,胶质细胞本身起着其他组织的细胞外间隙的作用。如神经元兴奋时释放出 K^+,这些离子马上被摄入胶质细胞内,使细胞外间隙的 K^+ 很快下降到原来的水平,为下一次兴奋做好准备。胶质细胞可以摄取及储藏邻近突触释放的递质,有时甚至可以将其同化,而将细胞外间隙中的递质除去。已知神经细胞兴奋时,可以引起附近的胶质细胞去极化,从而将其存储的递质重新释放,反作用于神经元。有些单氨类神经递质可以引起脑内 cAMP 的增多,这一变化已被证实主要发生在胶质细胞内。小胶质细胞具有分化、增殖、吞噬、迁移及分泌细胞因子的功能。被活化的小胶质细胞在神经系统中的免疫调节、组织修复及细胞损伤方面都起着重要的作用。

思考题
1. 神经元的结构是什么?
2. 胶质细胞有哪几种?它们的功能是什么?

第5章 膜电位——神经元间通讯的基础

5.1 静息膜电位

我们知道,在宇宙中万事万物的运行一定符合物理和化学的基本规律,就是说生物体的运动最终也符合物理和化学定律。目前我们在研究神经元的功能方面,主要是采用神经元的电性质和电活动来说明它的运动规律。而根据物理学的理论,电和磁是不可分的,电场和磁场是共存的。那我们为什么不用磁场的理论来解释神经元的功能呢? 应当说许多科学研究也确实用磁来做神经元的实验,也取得很多成果,比如核磁共振仪的使用等。但是由于地球磁场太强,用磁场来进行神经元的实验非常困难,尤其困难的是屏蔽地磁场的干扰。而电场的屏蔽比较容易,所以直到现在,我们还是用电的概念来解释神经元的功能。

5.1.1 神经细胞的静息电位及其记录

静息电位是指神经元未受刺激时存在于细胞膜内外两侧的电位差。在所有被测量过的神经元中,其静息膜电位都在 $-30 \sim -90$ mV 之间。例如海马 CA1 区的锥体细胞的静息电位在 -60 mV 左右。视网膜上视杆细胞的静息膜电位约在 $-30 \sim -40$ mV。大脑皮层的锥体细胞静息电位在 $-60 \sim -80$ mV 之间。我们把膜的两侧外正内负的状态称为极化。而膜电位的数值向负值减少的方向称为去极化,相反向负值增大的方向称为超极化。例如,某种神经元的静息膜电位是 -70 mV,当用适当的电流使膜电位变为 -90 mV 时,我们称之为超极化。如果使膜电位变为 -60 mV,则称之为去极化。

由于技术上的原因,目前我们记录到的神经元静息膜电位,大都是从直径大于

20 μm 的神经元中获得。测量静息膜电位的方法有许多种,其中一种方法是用一对电极和电位记录仪相连,一个电极放置在细胞外,另一个微电极刺入细胞内记录。放置在细胞外的电极一般是用乏极化处理过的银片。微电极用玻璃管拉制而成,其尖端为 0.5~1.0 μm,管中灌注了导电液体。一般细胞内记录的电极,其导电液体采用 3 mol/L 的 KCl 溶液。微电极放在细胞外表面时,不能测出电位差;而当微电极向细胞内推进,其尖端刚进入膜内的瞬间,在记录仪上就显示出一个快速的内负外正的电位变化,这就是静息膜电位。

5.1.2 静息膜电位产生的机制

静息膜电位的产生目前认为有三个基本的因素:① 细胞内外离子分布的不平衡;② 膜上离子通道关闭和开放对离子产生不同的通透性;③ 生电性钠泵的作用。

Bernstein 根据正常情况下细胞内 K^+ 的浓度总是超过细胞外 K^+ 浓度许多倍,提出静息膜电位产生的机制是细胞内外 K^+ 的不均衡分布。根据测量的结果,在静息状态下,细胞内的 K^+ 浓度超过细胞外的 K^+ 浓度,而细胞外 Na^+ 浓度超过细胞内 Na^+ 浓度很多,在这种情况下,K^+ 有一个顺着浓度梯度向细胞膜外扩散的趋势,而 Na^+ 有向细胞膜内扩散的趋势。Bernstein 假定膜在安静时只对 K^+ 有通透性,那么就可能有 K^+ 的向外扩散;与此同时,膜内主要的带负电离子则不能透出细胞膜,于是 K^+ 的外移将使膜内变负电性而膜外变正电性。但是,K^+ 的这种扩散并不能无限制地进行,最先透出和越来越多的 K^+ 所产生的外正内负的电场力,将对 K^+ 的继续透出起阻碍作用。可以设想,K^+ 的外移开始时,促使 K^+ 外移的膜两侧的浓度势能差大于当时阻碍 K^+ 透出的电势能差,于是有 K^+ 的净外移;但随着 K^+ 移出的越多,膜两侧阻止 K^+ 外移的电势能差越大,以至最后会达到一个平衡,这时膜的两侧浓度势能差和电势能差大小相等而方向相反,二者的代数和即膜两侧的电-化学势将为零,于是不再有 K^+ 的跨膜净移动,而膜两侧由于已外移的 K^+(只占膜内原有 K^+ 的极小部分)所形成的电位差,也稳定于某一数值而不再增加,此电位差称为 K^+ 的平衡电位(equilibrium potential)。不难理解,K^+ 平衡电位的大小是由膜两侧原初存在的 K^+ 浓度差决定的,它的精确数值可根据物理化学上著名的 Nernst 公式算出:

$$E_K = \frac{RT}{ZF} \ln \frac{[K^+]_o}{[K^+]_i}$$

式中 E_K 是 K^+ 平衡电位,R 是气体常数,T 是绝对温度,Z 是离子价数,F 是法拉第常数;式中只有 $[K^+]_o$ 和 $[K^+]_i$ 是变量,分别代表膜外和膜内的 K^+ 浓度。如果

把各常数代入,室温以 27 ℃ 计算,再把自然对数转换成常用对数,则 Nernst 公式可简化为

$$E_K = 59.5 \lg \frac{[K^+]_o}{[K^+]_i}$$

如果 Bernstein 关于静息电位产生机制的学说是正确的,那么在细胞中实际测得的静息电位的数值,应当等于将当时细胞内 K^+ 浓度的测定值代入方程后计算所得的 E_K 值,即 K^+ 的平衡电位的数值。虽然 Bernstein 应用当时的物理化学成就,对生物电现象做出了解释,但当时还没有能够准确地测定单一细胞静息电位的技术(只是定性地知道安静时膜内电位低于膜外),也不能精确地测定细胞内的 K^+ 浓度(细胞外的 K^+ 浓度可认为与血浆中相同,较容易测定),因此 Bernstein 的学说长时间以来并未得到实验证实。一直到了 1939 年,Hodgkin 才利用枪乌贼的巨大神经纤维和当时较先进的记录仪器,测定了安静细胞膜两侧的电位差。结果发现此值和计算所得的 K^+ 平衡电位非常接近,但略小于后者,基本上符合膜学说关于静息电位产生机制的推测。

为了进一步证实静息电位主要决定于膜内外 K^+ 浓度差引起的 K^+ 被动外移的理论,Hodgkin 等人又在实验中人为地改变细胞外液(即离体标本浸浴液)的 K^+ 浓度,因而也改变了 $[K^+]_o / [K^+]_i$ 的值,结果发现细胞静息电位的值也随着 $[K^+]_o$ 的改变而改变,改变的情况基本上和根据 Nernst 方程计算出来的预期值一致(图 5.1)。随后在两栖类和哺乳类神经、肌肉细胞等多种标本上进行类似的实验,结果表明理论计算值和实际测量值非常接近。如一次测量的结果静息膜电位是 −77 mV 而理论上计算的数值是 −87 mV。实测值只是略小于理论计算值。这个差异的原因可能是细胞膜对 Na^+ 也有少量的通透,造成实测的静息电位略小于理论值。

K^+ 平衡电位的学说成功地解释了静息膜电位产生的机制。但是该学说假设安静时细胞膜只对 K^+ 通透而对 Na^+ 不通透。为了证实这一点,有人在细胞的浸浴液中使用带有放射性标记的 Na^+,结果发现 20 min 后,在细胞内就发现大量的带有标记的 Na^+。而且带有放射性标记的 Na^+ 和普通 Na^+ 很快达到平衡状态。这说明细胞膜对 Na^+ 有较大的通透性。目前我们知道细胞膜两侧离子浓度之所以有很大的差异,是由于膜上 Na^+-K^+ 泵作用的结果。Na^+-K^+ 泵不断地把细胞膜外的 K^+ 泵入膜内,而同时把 Na^+ 从细胞膜内泵出。从而维持了细胞膜两侧离子浓度的差异。保持了 K^+ 离子浓度的动态平衡。选择性离子通透性的本质是不同离子通道的开放和关闭。Na^+-K^+ 泵所造成的 K^+、Na^+ 的交换不是一对一的关系,一般的看法是每泵出三个 Na^+,泵入两个 K^+。在某些细胞中,生电性钠泵也

是静息膜电位产生的原因之一,由其产生的膜电位可达 -30 mV 左右。

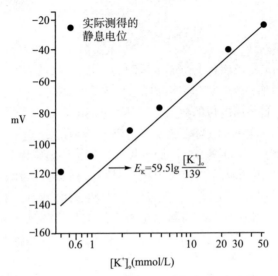

图 5.1 静息电位的理论值和实际测量值(引自张镜如,《生理学》,1998)。改变细胞外浸浴液的 K^+ 浓度对蛙缝匠肌静息膜电位的影响。横坐标表示膜外 K^+ 浓度($[K^+]_o$);纵坐标表示膜静息电位;图中直线为 $[K^+]_o$ 变化时,理论上根据 Nernst 方程计算 K^+ 平衡电位;实心圆点表示某一 $[K^+]_o$ 值时实际测得的静息电位数值。

5.2 动作电位

5.2.1 动作电位

动作电位是细胞受到刺激后,膜电位发生的变化(图 5.2)。在静息膜电位的基础上,膜电位迅速去极化,从 -70 mV 左右到 +30 mV 左右。然后复极化,膜电位回到 -70 mV。正电位的部分称为超射。用微电极测量枪乌贼大神经纤维兴奋时的电位变化,结果发现动作电位的大小、形状和细胞外液的 Na^+ 浓度有关(图 5.3)。当细胞外液 $[Na^+]_o$ 稍微变小,即细胞外液中 NaCl 部分地被蔗糖或氯化胆碱所代替,则动作电位上升相变慢,超射减小,传导速度变慢;当 $[Na^+]_o$ 减少 50% 时,超射几乎减少一半,动作电位上升相变得更慢。

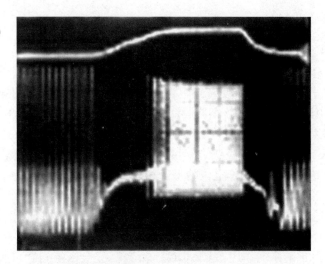

图 5.2 大脑皮层神经元的动作电位。上线为注入神经元的电流,下线为记录到的动作电位。注意膜电位去极化时频率和振幅的变化。

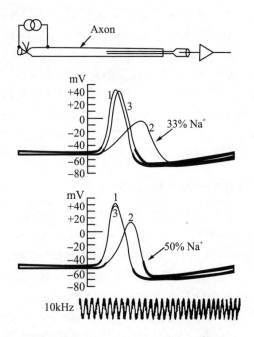

图 5.3 改变细胞外液 $[Na^+]$ 对动作电位的影响(引自 Hodgkin and Huxley,1949)。1,正常动作电位;2,改变细胞外液钠离子浓度的动作电位;3,恢复正常钠离子浓度后的动作电位。

5.2.2 动作电位产生的离子机制和双通道理论

(1) 静息时，由于细胞膜内外液存在着各种离子（Na^+、K^+、Cl^- 等）的浓度差，而膜对这些离子通透性不同，使得细胞膜内外维持 -70 mV 左右的静息电位。

(2) 当细胞受到电刺激时，细胞膜产生去极化，使得膜对 Na^+、K^+ 通透性发生变化。首先膜对 Na^+ 的通透性大大增强，Na^+ 大量涌进，使膜电位去极化，这更加速了 Na^+ 进入。这是一种正反馈，产生很大的内向 Na^+ 电流，出现了超射，直到钠的平衡电位。这便构成了动作电位的上升相。

(3) 紧接着 Na^+ 通道失活，使内向 Na^+ 电流下降。

(4) Na^+ 通道失活的同时，K^+ 通道活化，钾电导大大增加，K^+ 外流，这就构成了动作电位的下降相。膜电位基本回到静息电位水平。

(5) 最后由于钠泵的作用，完成排 Na^+ 摄 K^+，完全恢复到静息水平。

5.2.3 阻断钠通道和钾通道的药物

专一性阻断通道活化的药物为通道研究提供了工具。河豚鱼毒素（Tetrodotoxin，TTX），能专一性地阻断 Na^+ 电流，对别的离子电流没有影响。而且作用迅速、可逆，用量极微，一般为 5～10 nM 的浓度。电生理实验表明，TTX 通过阻遏钠通道的活化致使兴奋传导阻滞，它不影响膜静息电位，仅阻遏动作电位的产生，阻断早期出现的钠电流，而不影响迟出现的钾电流，也不影响突触传递。

阻断钾通道的药物有四乙胺（TEA）等。在蛙的有髓纤维郎飞氏结处加 TEA 后，则钾电流消失，而钠电流不受影响。不同类型的钾通道中仅 TEA 不能完全阻断钾电流，还需要加上其他的药物，如铯离子等，来阻断其他类型的钾通道。

5.2.4 跨膜电流的测量——膜片钳技术

利用生物膜电压钳位技术和电流钳位技术观测了动作电位期间膜电导的变化之后，人们一直想弄清膜电导变化的机制。当时许多实验证实，离子跨膜流动的速度很快，膜电导又具有离子选择性，并可被某些药物特异性地阻断。这些现象都提示离子可能是通过一些专一性的"孔道"样结构穿过细胞膜的，于是产生了离子通道的概念。同时发明膜片钳的方法来研究离子通道。

在研究单通道蛋白质的方法建立以前，神经元膜上存在着电压门控通道仅仅是个猜想。膜片钳是个开创性的新方法，由德国神经生物学家 Beft Sakmann 和 Etwin Neher 于 20 世纪 70 年代中期建立，为了表彰他们的突出贡献，Sakmann 和 Neher 被授予 1991 年度的诺贝尔奖。

应用膜片钳技术记录流过单个通道的离子流。第一步是将尖端抛光过的直径为1~5 nm的玻璃电极缓慢地贴附于神经元膜上;然后通过给电极尖端施以负压,在电极壁和被钳制的细胞膜之间形成紧密封接,因其电阻值大于 $10^9 \Omega$。故称为"gigaohm"封接。这使得电极内的离子只有一条路可走,即被钳制的细胞膜上的通道。如果提起电极,使膜片与细胞分离,并在膜两侧施以稳定电压,就可记录离子流(图 5.4)。该方法可以记录到流过单个通道的电流。例如,膜片含有一个电压门控钠通道,膜电位从 -65 mV 变为 -40 mV,将会导致通道开放,钠电流通过通道(图 5.5)。在膜电位恒定的情况下,被测量的电流幅度反映了通道的电导,电流的持续时间反映了通道的开放时间。

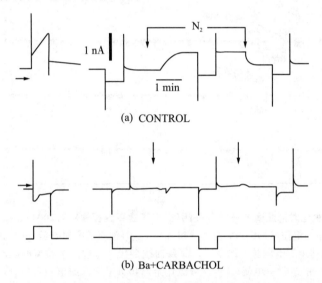

图 5.4 单电极电压钳位记录海马 CA1 区锥体神经元跨膜电流(引自 G. Erdemli, Y. Z. Xu and K. Krnjevic, 1998)。(a)为对照实验;(b)为灌流钡离子(1 mM)加上碳酰胆碱(20 μM)12分钟后,阻断了由氮气代替氧气引起的细胞膜外向电流。去极化脉冲时程 500 ms,幅值 20 mV。

膜片钳记录表明,大部分通道在两种电导状态之间变换,分别对应通道的开放或关闭。通道保持开放状态的时间是不同的,但单通道的电导值是一样的,因此称为单位电导。离子可以以惊人的速度——高于百万个/秒通过单通道。

利用膜片钳技术可以记录到单个离子通道的电流,计算出通道的开放概率和单通道电导,并证明在完整细胞上记录到的膜电流是许多单通道电流总和的结果。膜电导变化的实质是膜上离子通道随机开放和关闭的总和效应。单通道的开放概率或单通道电导增加,或离子通道的数目增加,都会使膜电导增大;反之,会使膜电导减小。离子通道停留于某一状态的时间是随机的,通常用开放概率、平均开放时间来说明。它其实是由细胞膜上大量离子通道的单通道电流迭加形成的,是众多离子通道开、闭的总和效应。宏观膜电流幅度和时程的变化,可能是电导的变化,也可能是单通道开放概率或数目发生了改变。其中最容易受到影响的是单通道开放概率。

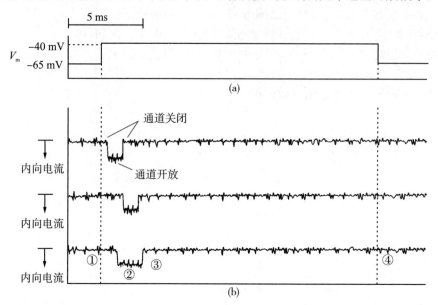

图 5.5 膜去极化时钠通道的开放和关闭(引自王建军,《探索脑》,2004)。(a)曲线表示去极化脉冲,使得膜电位从 -65mV 变为 -40 mV。这时钠通道突然开放。(b)这些曲线显示了三个不同的通道对电压脉冲的反应。每条曲线都代表流过一个通道的电流。①在 -65 mV 时,通道关闭,故没有电流;②当膜去极化至 -40 mV 时。通道短暂打开,电流内流,在曲线上表现为一个向下的偏转。尽管通道不尽相同,但它们都表现出短暂延迟后开放,开放持续时间小于 1 ms。一旦开放后,只要膜还维持在去极化电压 V_m,通道关闭;③持续去极化导致的钠通道关闭称为失活;④要使通道去失活,膜电位必须恢复到 -65 mV。

5.2.5 生物电测量技术的进步

可以认为生物电的测量是从不同金属接触青蛙标本引起肌肉收缩开始的。一百多年前用粗电极,即银丝、铂金丝、碳丝、棉线等作为电极,引导生物电,如终板电位、细胞外动作电位等。记录仪器一般用记纹鼓。到 20 世纪 50 年代左右,则开始用玻璃微电极、碳丝微电极等记录。而记录仪器一般用墨水多导电子记录仪。而到 60 年代,用显像管、摄影等技术纪录电讯号的波形,记录细胞内动作电位、突触电位等。70 年代至今,一般采用计算机记录,同时处理实验资料也采用计算机软件。

思考题

1. 试讨论静息膜电位产生的机制。
2. 谈谈动作电位的时相和产生的机制。
3. 电压钳位技术的原理是什么?
4. 膜片钳技术记录的是细胞膜上什么样的电讯号?

第6章 突触——脑功能关键位点

在神经科学和脑科学的研究中,对突触的研究是非常精彩的一章。可以说,神经系统的基本重要功能都必须用突触的功能来说明。例如,学习和记忆的功能,各种神经毒素作用的机制等。

6.1 突　　触

一个神经元和另一个神经元之间的机能连接点,称为突触,是神经元之间传递信息的特殊结构。突触由著名的生理学家谢灵顿于1897年首次提出。当时他推测,在反射弧传导通路上存在着两个相邻神经元之间的特殊连接部位,这就是突触。1906年,他在《神经系统的整合作用》一书中再一次提出:"鉴于神经元与神经元之间的连接形式在生理学上可能有的重要性,有必要给它一个专门术语,这个术语已经提出过了,这就是突触。"谢灵顿当时主要是把突触作为神经细胞之间发生机能联系的部位,而不是作为形态结构上的单位。由于当时科学技术水平的限制,谢灵顿还没有突触形态结构的直接证据。突触形态学上的直接证据与19世纪至20世纪初发展起来的生物组织标本固定染色技术的发展是分不开的。另外,光学显微镜油镜镜头的使用提高了观察研究的效果。西班牙神经解剖学家Cajal从形态结构的角度详细研究了神经元之间的联系,揭示了轴突及其分支与另一个神经元树突或胞体之间的接触,记载描述了神经终末大量分支形成的所谓篮状终末,奠定了突触形态学概念的基础。但是,突触结构的确立是在20世纪50年代。

一般来说,突触分为三部分,即突触前、突触间隙和突触后。按照神经元接触部位不同又可分为轴突-树突型、轴突-胞体型、轴突-轴突型、胞体-胞体型、树突-

树突型等。按照结构和机制的不同,突触可以分为化学突触和电突触。按照其传递的性质又可分为兴奋性突触和抑制性突触等。

6.1.1 化学突触

化学突触是历来被研究得最多和最详细的突触。它通过化学物质(信使)在细胞之间传递神经信息。一般我们讲到突触,首先想到的就是化学突触。它分为突触前、突触后和在它们之间的突触间隙(图6.1)。突触前和下一个神经元接触的部分称为突触前膜,是神经终末膨大的部分。突触前成分常根据不同细胞类型的连接而用不同的术语表示,如神经元和神经元之间,神经元和肌肉之间等,分别称为突触前终末、终扣、终球、曲张体等。突触前膜从形态上看,是指突触前的细胞质

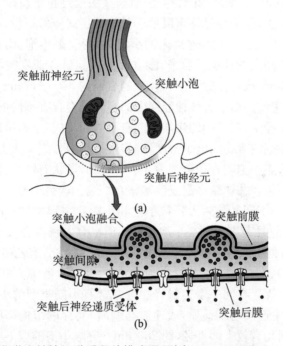

图6.1 化学突触神经递质释放模式图(引自 Wayne M. Becker 等,1991)。
(a) 中枢神经系统中一个神经元的轴突和另一神经元的树突形成的化学突触;(b) 小泡和突触前膜融合、裂开,将神经递质释放到突触间隙,然后作用于突触后受体。

膜特别增厚的部位。突触前的主要结构有突触前栅栏结构,这是突触小泡排放神经递质的引导装置,位于突触前膜内侧,由突触致密突起和突触小穴组成。致密

突起的高度以及间距大小因不同的神经突触而异,其小穴尺寸恰好适合突触小泡的大小。突触前的明显特征是具有大量的突触囊泡。突触囊泡也称突触小泡。它们密集地聚合在靠近突触前膜的地方。突触小泡是贮存神经递质的场所,当神经冲动到来时,小泡便贴附于突触前膜并与前膜融合,然后通过胞吐作用释放递质,由于突触间隙的存在,以及化学信使有复杂的作用过程,神经信号通过这类突触时有明显的突触延搁存在,大约为 0.5～2 ms。化学突触都是单向传递,即信息是从突触前向突触后流动。在突触前结构中有线粒体,它们可为突触活动提供所需要的能量 ATP。

1. 突触前膜

早在 20 世纪初,有人提出神经连接处可能有一种化学物质作为神经细胞之间的信使。1950 年,Fatt 和 Katz 在对神经-肌肉接头处终板电位研究的基础上提出了"量子释放"的概念,认为神经终末以量子单位的形式一份一份地释放神经递质。1954 年和 1955 年又有人发现神经终末的小泡,称为突触小泡,为神经递质的量子释放找到了形态结构上的证据。后来,多方面的实验研究证实突触小泡是神经递质的载体。突触小泡(或称突触囊泡、囊泡)的直径约 40～200 nm。外形一般是球状,其中装有神经递质。由于各种神经终末的突触小泡含有不同的神经递质,因而在超薄切片制作过程中,与不同的化学试剂有不同的反应,于是呈现不同的形态特征。一般按突触小泡内含物的电子密度不同,可将小泡分为两大类:①清亮小泡或电子透亮小泡。这类小泡的直径范围为 31～60 nm,形状有圆形、椭圆形、扁形等。小泡内容清亮无颗粒。②颗粒小泡或致密核心小泡。这类小泡含有颗粒状的致密核心,按其直径大小不同又分为大颗粒小泡和小颗粒小泡两种。前者直径大约为 60～150 nm,后者直径范围与清亮小泡相近。但也有人将直径大于 80 nm 者称为大颗粒小泡。这两类小泡含有的神经递质不同,清亮小泡含有乙酰胆碱、谷氨酸、γ-氨基丁酸(GABA)、甘氨酸等;颗粒小泡含有去甲肾上腺素(NE)、5-羟色胺(5-HT)、多巴胺(DA)等。在同一个突触终扣内常常有不同类型的小泡同时存在,这是多种神经递质(主递质与辅递质,或递质与调质)共存的结构基础。含有多肽类神经递质的小泡则具有较大的直径,约 200 nm。突触小泡的膜上有多种特殊的蛋白质,这些蛋白质完成信息的接受和识别。小泡经定向移动,小泡膜和突触前膜融合、破裂,使神经递质释放到突触间隙中。

小分子的神经递质是位于小泡内的。如果递质是在胞浆中,那在胞浆中的酶系统会很容易地使之降解而失效。肽类物质也是贮存在囊泡中,例如 P 物质(substance P)等。因为神经活性多肽是作为分泌物来合成的,所以所有的肽是在神经元内被组装进小泡的。采用亚细胞结构分离和分析技术,可以分离出突触小泡并对其进行生物化学的研究。亚细胞碎片分离技术是按不同细胞碎片的大小、密度、形状将小泡和其他的细胞组分分离开来。对各种装有不同神经递质的小泡,例如乙酰胆碱突触小泡的研究表明,在一个小泡中含有大约 2 000 个乙酰胆碱分子,这和神经生理学估计的 5 000 个乙酰胆碱分子相当符合,可以认为这两种方法测算的结果是一致的。对肾上腺素能的小泡研究的结果表明该种小泡有两种类型,即直径较大和较小的两种小泡。对 5-HT、多巴胺和组胺神经元的研究表明这些神经递质也具有几种类型的小泡。在含有氨基酸类神经递质的神经元中,大的小泡比小的小泡含有较高浓度和较多数量的神经递质。

2. 突触间隙

指突触前膜和突触后膜之间的空隙,其宽度因突触类型不同而异,约 20 nm。在中枢神经系统中,突触的间隙一般为 10～30 nm,神经-肌肉接点的间隙可达 50～60 nm。在电镜下常常能观察到突触间隙内有电子致密物质,经证明是一种含糖基的物质,其作用可能是使突触前膜和突触后膜产生物理性的连接,以利于从前膜释放的神经递质扩散到后膜。

通常认为,突触间隙内的物质组成可能有特异性,在细胞之间的相互识别以及突触发生的机制中都有一定的作用。现已证明,突触前膜与突触后膜都能通过胞饮方式从间隙中获得某些物质。

3. 突触后膜

突触后膜在电镜下是一层致密层。在后膜上有多种特异蛋白质,主要有受体蛋白、通道蛋白,还有一些能分解神经递质使之失活的酶类,如胆碱脂酶等。突触后成分中还包括有线粒体、神经微管、多泡小体等。突触后膜上的受体可识别递质并与之结合,然后产生生理效应。完成神经信息传递和加工。在超微结构的观察中,人们常用增厚来描述明显特化的突触后膜。所谓的增厚只是形态观察上的感受。在突触活性区或突触接口上的突触膜(前膜和后膜),其结构本身没有改变,仍然和非突触区的细胞质膜一样,只是胞浆一侧有致密结构相连而成"增厚膜"的形态。在不同类型的突触上,突触后膜下方聚集的致密物质多少不一,因此有人按突触后膜的形态将其分为三种:①增厚型突触后膜。即突触后膜下方有一层电子致密物质,称为突触后致密结构,简称 PSD(postsynaptic density)。在 PSD 下方常有一排突触下致密小体;②薄型突触后膜。没有电子致密物质,亦无突触下致密小体;③高密度电子致密物质积聚的突触后膜。突触后膜下方有大量的电子致密物质,有时甚至填塞了突触间隙。对 PSD 组分的认识正在不断深入,最初只知道是微管蛋白,现在已经证明除了微管蛋白外,还有肌动蛋白、神经丝蛋白、伏衬蛋白、磷酸二脂酶、蛋白激酶等,其中蛋白激酶被激活以后引起酶自身及其底物蛋白质的磷酸化作用,从而发生蛋白质分子构象的变化。关于突触下的致密小体,也称连接致密小体或亚连接致密小体,少则3~4个,多则8~9个,在突触后膜下方排成一行,仔细观察发现每个小体的切面为六边形。

6.1.2 缝隙连接

缝隙连接(gap junction)也称电突触,是有别于化学突触的另一类突触。其主要的特征是突触间隙很窄,一般小于2 nm。每一侧的膜上都排列着多个各由6个蛋白质亚基组成的"颗粒",颗粒的中心是一个亲水性的通道,该通道贯穿两个细胞的膜,使得两个细胞的胞浆相通。电突触的膜两侧没有突触小泡,所以信息的传递不依赖神经递质,而是携带电信号的离子流。突触一侧的电位变化,直接通过动作电流的作用到达下一级神经元或靶细胞,引起电突触另一侧膜电位发生相应的变化。

缝隙连接在神经系统中主要存在于胶质细胞之间。在成年哺乳动物的脑内,缝隙连接比较少。在第5对脑神经的中脑核,存在着胞体之间和胞体与轴突起始段之间的电突触。在第8对脑神经前庭复合体的Deiter氏核,电突触发生在胞体和轴突终末之间。在下橄榄核中,树突棘以电突触相互连接。在睫状神经节中也发现有电突触。此外,缝隙连接也常见于视网膜水平细胞之间、光感受器之间和无长突细胞之间。缝隙连接可存在于树突与树突、胞体与胞体、轴突与胞体、轴突与树突之间。电突触的功能可能是使一群神经元产生同步性放电。电突触传递速度快,几乎不存在潜伏期。和化学突触相比,电突触对内环境的变化不敏感。

除上述电突触和化学突触以外,还有一类突触兼有电传递和化学传递的形态特征,即在同一个神经终末或同一个突触连接部位,既有化学突触接口,又有缝隙连接的电突触接口,被称为混合突触。这类突触在鱼类较为多见,例如在电鳗的一些神经核团中。此外,鸟类的睫状神经节、大鼠的前庭神经侧核等部位也发现有混合突触。

6.2 突触电位和突触整合

当我们谈到突触电位时,一般是指化学突触。神经递质从突触前膜释放,跨过突触间隙,作用于突触后膜,在电生理研究上,可以观察到在突触后膜上引起一个短暂的电位变化。这种电位变化有一种是引起突触后膜去极化,称为兴奋性突触后电位(EPSP)，另一种是引起突触后膜超极化，称为抑制性突触后电位(IPSP)。

6.2.1 兴奋性突触后电位

兴奋性突触后电位是指兴奋从突触前传到突触后，引起突触后膜的去极化，并扩布到整个神经元细胞的电紧张电位。兴奋性突触后电位和神经-肌肉接头的终板电位在本质上是一样的。突触传递是由突触前膜释放某种神经递质，跨过突触间隙到达突触后膜，增加突触后膜对一价阳离子，特别是钠离子的通透性，从而引起去极化。其过程如下：神经轴突的兴奋冲动，轴突终末去极化，钙离子进入突触前终末，突触小泡和突触前膜融合并向突触间隙破裂开口，兴奋性神经递质释放，递质扩散并作用于突触后膜受体，突触后膜对钠离子的通透性升高，产生局部兴奋，出现兴奋性突触后电位。兴奋性突触后电位幅度高于爆发动作电位的阈值时，就会在突触后神经元的轴丘处产生动作电位，兴奋传至整个神经元。

兴奋性突触后电位区别于动作电位的重要特性：其通道是配基门控，而动作电位是电压门控；兴奋性突触后电位的电位大小是一种分级电位，它具有空间总和和时间总和的特性而没有"全或无"的特性。

6.2.2 抑制性突触后电位

抑制性突触后电位(图 6.2)的传递过程和兴奋性突触后电位是类似的，不同的地方是兴奋从突触前传到突触后，引起突触后膜的超极化，使得突触后的神经元更难以引发动作电位。产生超极化的原因是神经递质的性质不同和具有不同平衡电位的离子通道。产生抑制性突触后电位的神经递质被称为抑制性神经递质(如甘氨酸、GABA 等)。兴奋性突触后电位主要是钠离子的流入引起，抑制性突触后电位主要是氯离子的流入(在有些情况下，是钾离子的流出)所引起。抑制性突触后电位的大小不但和刺激的强度有关，同时和突触后神经元的膜电位有关。有实验表明，当静息膜电位是 -80 mV 时，产生的 IPSP 是超极化，而静息膜电位是 -90 mV 时则不产生抑制性电位。当静息膜电位更加极化时，IPSP 会变为去极化。

6.2.3 突触整合

不同突触的冲动传入在神经元内相互作用的过程称为突触整合。简单的例子是 IPSP 和 EPSP 在同一个神经元上的相互作用，使得 EPSP 的幅度下降，达不到动作电位爆发的阈值。突触整合的过程不是突触电位的简单的代数和，其本质是突触处激活的电导和离子流的对抗作用，从而控制膜电位的去极化和超极化的相对数量。同时还要考虑突触电位在神经元树突分支上的几何位置。

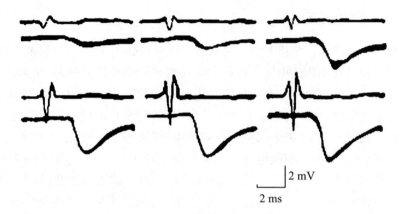

图6.2 抑制性突触后电位(引自姚泰,《生理学》,2005)。每组曲线的下线是脊髓前角内运动神经元(支配屈肌)细胞内记录;上线为刺激该屈肌拮抗伸肌传入神经时的背根电位记录;当刺激强度逐步加大时,背根电位同步加大,超极化电位也逐步加大。

6.3 神经递质和神经调质

6.3.1 神经递质及其分类

神经元之间信号传递的环节之一是突触传递。突触传递是通过突触前膜释放化学物质来完成的,这种化学物质称为神经递质。一般来说神经递质是包裹在突触前膜的各个分立的突触小泡中,当信号传导到神经终末后,突触小泡移向突触前膜和突触前膜相融合,然后在向突触间隙的方向裂开,将神经递质释放到突触间隙中。神经递质越过突触间隙,作用于突触后膜上的受体。信号传递完成后,神经递质通过突触后膜上的酶或其他环节使之失活。

在地球生物长期的进化过程中,产生了种类繁多的神经递质。目前我们知道从低等动物例如两栖类,到高等动物和人都具有基本相同种类的神经递质。按照生理功能,可把神经递质分为兴奋性神经递质和抑制性神经递质;按照分布部位,可分为中枢神经递质和周围神经递质;按照化学性质,可分为胺类、氨基酸类、嘌呤类等。

1. 乙酰胆碱

乙酰胆碱是第一个被确定为神经递质的物质,它广泛地存在于中枢神经系统和周围神经系统中。在周围神经系统中,乙酰胆碱是副交感神经和交感神经的节前纤维以及躯体运动神经纤维的神经递质。在中枢神经系统中,乙酰胆碱是脊髓前角运动神经元的递质,其轴突侧支与闰绍氏细胞发生突触连接,已证明乙酰胆碱是这个突触连接的递质。

位于丘脑腹后外侧的特异性投射的神经元是胆碱能神经元。乙酰胆碱作为神经递质广泛地存在于脑干网状结构的神经元中,在边缘系统的核团中,如海马、杏仁核等也都存在乙酰胆碱递质系统。

2. 生物胺类

(1) 去甲肾上腺素

释放的去甲肾上腺素(norepinephrine,NE)作为神经递质的神经纤维,称为肾上腺素能纤维。除支配汗腺的交感神经和骨骼肌的交感舒血管纤维外,交感神经节后纤维的神经递质是去甲肾上腺素。在中枢神经系统中,去甲肾上腺素神经元比较集中地位于低位脑干,如脑干网状结构、脑桥的蓝斑等。

(2) 多巴胺

多巴胺(dopamine,DA)是一种抑制性神经递质,主要存在于黑质-纹状体、中脑边缘系统等部位。

(3) 5-羟色胺

5-羟色胺(serotonin,5-HT)递质系统的神经元主要位于低位脑干的中缝核。

(4) 肾上腺素

肾上腺素(epinephrine,E)递质系统的神经元胞体主要位于延髓橄榄复合体吻侧、延髓腹外侧和面神经尾侧等部位。

3. 氨基酸类

(1) 谷氨酸

谷氨酸(glutamate,Glu)广泛地分布在脑和脊髓中,是中枢神经系统中重要的兴奋性神经递质。它也存在于海马等结构中。目前的研究表明谷氨酸是和学习、记忆有关的重要神经递质。

(2) γ-氨基丁酸

γ-氨基丁酸(γ-aminobutylic acid,GABA)是大脑皮层的部分神经元、小脑皮层浦氏细胞和纹状体-黑质系统中的抑制性神经递质。

(3) 甘氨酸

甘氨酸(glycine,Gly)是一种抑制性神经递质,它是脊髓前角闰绍氏细胞的神经递质。

4. 嘌呤类

在胃肠道的壁内神经丛中,部分神经元的递质可能是三磷酸腺苷。

5. 神经肽

有些肽类物质也是神经递质,如下丘脑的室旁核向脑干和脊髓投射的纤维,其神经递质为催产素。在纹状体、下丘脑前区、中脑中央灰质、杏仁核等区,部分神经元的神经递质是阿片样肽。阿片样肽又分为 β-内啡肽、脑啡肽和强啡肽等。在脑内还存在胃肠肽,如胆囊收缩素、胃泌素、胰高血糖素等和其他一些肽类物质,如 P 物质、神经降压素、血管紧张素Ⅱ等。肽类物质作为神经递质也存在于周围神经系统中,如血管活性肠肽存在于植物性神经的某些纤维终末的大颗粒小泡中。

6. 其他一些可能的神经递质

近年来,普遍认为一氧化氮(NO)可能是神经递质。一氧化氮仅由两个原子,即氧原子和氮原子组成,其分子量小于 100。一氧化氮的作用方式不同于经典生物活性物质或神经递质,它不贮存在小泡中,也不以胞吐的方式释放。它是脂溶性的物质,可穿过细胞膜,通过化学/自由基反应发挥作用并灭活。在突触可塑性变化、长时程增强效应中起到逆行信使的作用。一氧化氮在突触后生成,通过弥散,作用于突触前的鸟苷酸环化酶。

6.3.2 神经递质合成、释放和失活

1. 神经递质的合成

确定某种物质是不是神经递质的条件之一就是在细胞中是否存在合成这种神经递质的酶系及原材料。乙酰胆碱是由胆碱和乙酰辅酶 A 在胆碱乙酰移位酶的催化下合成的。因为胆碱乙酰移位酶存在于胞浆中,所以我们可以推断乙酰胆碱是在胞浆中合成,然后被突触小泡摄取并贮存在小泡中,在适当的时候释放。去甲肾上腺素的合成是以酪氨酸为原料,在酪氨酸羟化酶的催化作用下合成多巴,再在多巴脱羧酶作用下将多巴合成多巴胺。这两步是在胞浆中进行的。然后多巴胺被摄入小泡。在突触小泡中,由多巴胺 β 羟化酶进一步合成去甲肾上腺素。由于没有合成肾上腺素的酶系列,所以肾上腺素不是神经递质。多巴胺的合成,其前两步和去甲肾上腺素一样的,但在贮存多巴胺的突触小泡内不含有多巴胺 β 羟化酶,就以多巴胺的形式贮存于囊泡中。5-羟色胺的合成是以色氨酸为原料,在色氨酸羟化酶的作用下合成 5-羟色胺酸,再在 5-羟色胺酸脱羧酶的催化下将 5-羟色胺酸合成为 5-羟色胺。这两步是在胞浆中进行的。5-羟色胺再被摄入小泡。γ-氨基丁酸是谷氨酸在谷氨酸脱羧酶的作用下生成。肽类神经递质与肽类激素的合成一样,

是由基因调控并按照蛋白质合成的途径进行。

2. 神经递质的释放

首先是神经动作电位到达神经终末,引起 Ca^{2+} 流入突触前膜。Ca^{2+} 的流入触发突触小泡向突触前膜移动和小泡与前膜融合,然后融合处对突触间隙方向出现破裂口,小泡内的神经递质和其他内容物释放到突触间隙中这个过程称为胞吐。在神经递质释放过程中,Ca^{2+} 起了非常重要的作用。如果降低细胞外液里 Ca^{2+} 的浓度,就可能阻断递质的释放。Ca^{2+} 由膜外进入膜内的数量多少,会直接影响神经递质的释放量。Ca^{2+} 是小泡膜与突触前膜紧贴融合的必要因素。一般认为,Ca^{2+} 可能有两方面的作用:①降低轴浆的粘度,有利于小泡的移动;②取消突触前膜内的负电位,便于小泡与突触前膜接触而发生融合。在小泡破裂把递质和其他内容物释放到突触间隙时,其外壳仍可留在突触前膜内(也可与突触前膜融合,成为突触前膜的组成部分),以后仍旧可以重新恢复原样,继续摄取并贮存递质。从突触小泡的胞吐作用到小泡膜的恢复可以分为下列六个时相:①突触小泡靠近突触前膜活性带;②小泡贴靠突触栅栏结构(致密突起);③小泡与突触前膜接触和两膜融合;④融合膜裂开向突触间隙释放神经递质;⑤小泡膜并入突触前质膜;⑥小泡膜回收并重新利用。在小泡膜的循环过程中,有一些膜不形成功能性小泡,即不进入循环,而是被溶酶体降解,并通过逆向轴浆运输返回胞体重新加工。同时,通过顺向轴浆运输又将新的小泡送往神经终末。

3. 神经递质的失活

我们已经知道有三种方法可以使神经递质失活:一种是由特异的酶分解该种神经递质;第二种是被细胞间液稀释后,进入血液循环到一定的场所分解失活;第三种是被突触前膜吸收后再利用。不同类型的神经递质其失活方式不同。例如,进入突触间隙的乙酰胆碱作用于突触后膜发挥生理作用后,就被突触后膜上的胆碱酯酶水解成胆碱和乙酸而失去生理活性。去甲肾上腺素进入突触间隙并发挥生理作用后,一部分被血液循环带走,再在肝中被破坏失活;另一部分在效应细胞内被儿茶酚氧位甲基移位酶和单胺氧化酶破坏失活;但大部分是由突触前膜将去甲肾上腺素再摄取,回收到突触前膜处的轴浆内并重新加以利用。多巴胺的失活与去甲肾上腺素的失活相似,它也是由儿茶酚氧位甲基移位酶和单胺氧化酶的作用而被破坏,突触前膜也能再摄取多巴胺而加以重新利用。5-羟色胺的失活是被单胺氧化酶等所破坏,同时突触前膜也可再摄取加以重新利用。氨基酸类神经递质是作用后被神经元或胶质细胞再摄取而停止其递质的作用。肽类物质的失活是酶促降解,如氨基肽酶、羧基肽酶和内肽酶等可使之降解失活。

4. 神经调质和递质共存

神经递质一般指有特异结构的神经终末释放的特殊化学物质,它作用于突触后的神经元或效应细胞的膜上受体,完成信息传递。神经调质是指神经元产生的另一类的化学物质,它的功能是调节信息传递的效率,影响神经递质的效应。有一种区分神经递质和神经调质的观点认为神经递质是作用于膜受体后,导致离子通道开放从而产生兴奋或抑制效应的化学物质;而神经调质是作用于膜受体后,通过第二信使作用来改变膜的兴奋性或其他递质释放的化学物质。按照上述的观点,乙酰胆碱、氨基酸类等是神经递质,而肽类物质一般被划分为神经调质。通常我们把神经递质和神经调质统称为神经递质而不加以严格的区分。

近些年来发现,在一个神经元中可以存在两种或两种以上的神经递质。在无脊椎动物中,一个神经元可含有多巴胺和5-羟色胺两种递质。在高等动物中发现,乙酰胆碱和去甲肾上腺素、5-羟色胺和P物质、去甲肾上腺素和脑啡肽共存。两种神经递质同时释放,可能起着一种协同作用,加强突触传递的生理功能。

思考题

1. 什么是神经递质?有哪几种神经递质?神经递质和神经调质有什么关系?
2. 化学突触的结构是什么?突触小泡有几种?电突触和化学突触的结构有什么不同?

第7章 脑发育原理

生物个体发育是从一个受精卵开始。受精卵细胞不断分裂,形成千万个细胞。而这些细胞在分裂过程中又分化为肌肉细胞、骨骼细胞、神经细胞等不同类型的细胞,进一步组成人体的各种生理系统,如心血管系统、消化系统、排泄系统、内分泌系统、肌肉骨骼系统、神经系统等。人的中枢神经系统大约有 10^{11} 个神经细胞(神经元)。中枢神经系统复杂高级功能的基础是其高度复杂而精细的结构。

7.1 脑的早期发育

7.1.1 神经系统形成的最初过程:原肠胚形成和神经胚形成

发育胚胎的外表内陷形成三个具有不同细胞类型的胚胎原基层:外层称为外胚层,中层为中胚层,内层为内胚层,此过程称为原肠胚形成。中胚层将演变为骨骼和肌肉,神经系统和皮肤则源于外胚层。原肠胚形成的后期,出现由中胚层内陷形成的细胞柱——脊索,在称为原凹的表面凹陷处下方前后延伸。脊索不仅作为胚胎的中线标记,它对于上方紧邻的外胚层演变为神经系统及神经分化都起着极为重要的作用。图7.1简单介绍了哺乳动物的神经胚形成过程。

神经管的细胞是神经前体细胞。前体细胞通过分裂产生更多的前体细胞(也称干细胞),由前体细胞多次分裂后产生不再分裂的细胞即为成神经细胞并分化为神经元。神经管腹侧中线处细胞因紧挨脊索而分化为一条叫底板的上皮样细胞。神经管腹侧细胞分化为运动细胞。远离腹侧中线处的前体细胞生成感觉神经细胞。底板的信号分子也将影响轴突的生长方向,对轴突生长起吸引或排斥作用,致使它们交叉或不交叉到对侧。神经管的最背侧边界,即神经沟两侧壁相会合处出

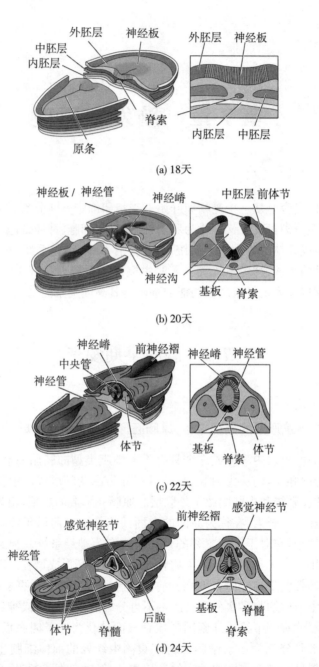

图 7.1 哺乳动物的神经胚形成示意图（引自寿天德，《神经生物学》，2001）。左侧为早期发育不同阶段的背面观，右侧方框为左侧相应阶段胚胎的横切面。

现第三个前体细胞群,称神经嵴细胞(图7.1)。神经嵴细胞沿特定途径从神经管向外迁移(图7.2)。在不同的迁移途径受到不同诱导信号的作用,神经嵴细胞将分化为不同类型的细胞并形成不同的结构。由神经嵴细胞迁移并分化产生的细胞包括感觉和自主神经系统的神经元和施万细胞,肾上腺髓质的嗜铬细胞和肠神经系统,以及许多如软骨组织和皮肤的黑色素细胞等非神经成分。

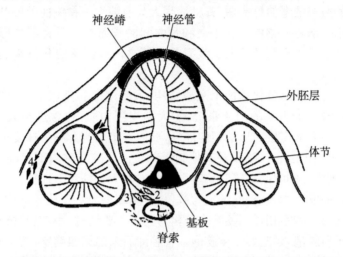

图7.2　神经管阶段的横切面示意图(引自寿天德,《神经生物学》,2001)。沿1、2线路迁移的神经嵴细胞分别分化为感觉神经节和交感神经节,沿3线路迁移的为肾上腺神经分泌细胞的前体细胞,沿4线路迁移的则变为非神经成分。

7.1.2　神经诱导作用

什么因素控制神经板的形成和区域特性？在正常发育期间,神经系统是由一个特定部位的细胞诱导而来的,这一区域称为"组织者"。蛙胚神经诱导的最新研究肯定了这个发现,并且认识到这一诱导过程是由来自原凹和脊索细胞的信号启动的。

但是,发育生物学家经过巨大努力却没有能确认神经诱导的基因表达因子。进入20世纪90年代后,"组织者"的信号传导诱导神经板形成的观点受到了极大的挑战,因为新的证据证明外胚层成为表皮这一过程恰恰需要特定的信号传导,而神经胚形成则无需信号传导,表皮诱导或神经抑制比神经诱导的提法更确切。在"组织者"中新发现了神经诱导因子,但是至今未能找到它们在应该分化为神经板的胚胎背部外胚层细胞上有相对应的受体,因此它们并不直接作用于被诱导的外胚层细胞。有关神经胚形成分子机制的知识有助于弄清许多先天性疾病的病因并进而考虑其预防。

7.1.3 主要脑区的形成

神经管形成后不久,因其弯曲、折叠和收缩等形态改变,主要脑区的原基变得明显。神经管前部的弯曲称头曲,其头端膨大为前脑泡。在头曲处外凸为中脑泡。在神经管的稍后部有一颈曲。在头曲和颈曲间的长而相对平直部分形成菱脑泡,颈曲之后的神经管为脊髓的原基。发育神经管之内腔因弯曲和折叠,成为成年脑的脑室。

端脑壁细胞分裂和分化为两个灰质结构:大脑皮层和基底端脑。发育的前脑神经元轴突组成三个主要的白质系统:①大脑皮层白质,包含进出大脑皮层的轴突;②胼胝体,为大脑皮层白质的延伸部分,形成连接两侧大脑半球皮层的轴突桥;③内囊,连接大脑皮层和丘脑以及其他脑干部位。大脑半球内部充满液体的空间为侧脑室,间脑中心的空间称第三脑室。间脑发育为丘脑和下丘脑。

中脑泡背面发育为顶盖,底部成为被盖,其间缩小为一狭长通道称大脑导水管与前部的间脑第三脑室相通。菱脑泡分化为三个重要结构:小脑、脑桥和延脑。小脑和脑桥源于后脑泡,延脑始于末脑泡。管腔即后来的第四脑室,与中脑导水管相连。脊髓原基发育为脊髓,其内腔成为中央管。神经前体细胞组成的一个简单的管子如何发育为如此众多的脑结构?在哺乳动物中发现类似的同源盒基因,它们在发育神经管的弯曲、折叠和收缩等形态改变的同时或更早表达于将成为未来不同脑结构的相应区域。

7.1.4 细胞增殖及细胞迁移和分化

成年人脑大约有 1000 亿 (10^{11}) 个神经元和比这多得多的胶质细胞。除少数特例,成年脑的神经元都是在出生前仅仅几个月的时间里由一小群前体细胞产生的。此后,前体细胞消失,不再有新的神经元补充以代替因老年或损伤失去的神经元。

脑泡壁是细胞分裂极为活跃的神经上皮。早期脑泡壁由外层的边缘区和内层的脑室区构成。在人胚细胞增殖的高峰期,每分钟产生大约 25 万个新的神经元。分裂期前体细胞紧挨脑泡壁脑膜(外表)面和脑室(官腔)面,在两个接口间按以下不变的模式不断来回移动(图 7.3)。复制前期(G_0)的细胞核靠近脑室,合成 RNA 和胞浆;复制期(S)细胞核及其周围的胞浆向脑膜面移动,复制 DNA;复制后期(岛)细胞核再次移向脑室面,细胞生长;分裂期(M)为有丝分裂期。细胞失去与脑膜面的连接。分裂的子细胞可能为新的干细胞,向脑膜面伸出新的突起并进入下一轮分裂周期,或者是不再分裂的成神经细胞从脑室区迁移至目的地并分化为神经元。神经元前体细胞脱离分裂周期成为不再分裂的成神经细胞的时期常称为细胞的"出生期"。神经元出生期的研究证明,具有特定细胞类型和神经联系模式的每个脑结构都是由一个特定发育时间内出生的许多细胞群集而成的。

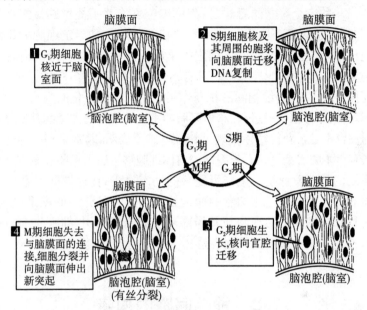

图7.3 脊椎动物神经上皮(神经板和神经管)前体细胞的分裂周期(引自寿天德,《神经生物学》,2001)。

分裂后的成神经细胞最终的准确定位特别重要,因为发育中的突触前和突触后成分必须在准确的时间和准确的位置才能建立起具有信息传递功能的神经元间的准确联系。绝大部分源于神经管脑室区或神经嵴的发育期神经元都经过相当长路径的迁移。在大脑皮层的形成过程中,神经元往往必须从脑室区迁移到数毫米之外靠近脑膜面的皮层板。目前对于神经元从出生地至目的地如何迁移的机理了解甚少,但是已经知道微环境对于一个细胞能否迁移,甚至对于其表型的决定都是至关重要的。

7.1.5 神经元的多样性及其形成的分子基础

胚胎脑室区的所有神经前体细胞看上去都一样,但是它们最终产生的神经细胞,其形态和功能都相当不同。成年大脑皮层神经元的细胞类型至少有几十种。而且脑室区的干细胞既产生神经元,也产生具有不同特性和功能的胶质细胞。这些不同类型的细胞是如何和何时被决定的呢?

一种可能是不同类型的前体细胞可能存在于脑室区,每一种前体细胞产生成年期特定类型的细胞。根据这一意见,不同类型的神经元和胶质细胞都有其不同的"祖先"。另一种完全对立的看法是:前体细胞可能并不提供其最终细胞类型的任何信息,与特定脑区微环境中其他细胞的相互作用才是确定细胞类型的决定因素。至今还没有多少证据证明前体细胞很早就注定只能产生特殊类型的子细胞,倒是有实验表明前体细胞能连续产生具有不同表型的多种子细胞。

大量证据有利于细胞-细胞间的相互作用启动神经元分化的观点。对于这一问题的探索,多数依靠移植手段进行:移植胚胎的小块脑区到宿主动物并观察移植的细胞在以后的发育中是否获得宿主的表型特性。结果表明,非常早期的前体细胞在移植后常常具有宿主的表型,然而,较晚期的前体细胞移植后则保留其原有的类型。

神经系统的早期发育是一个极为复杂的动态过程,在这期间不断发生着细胞位置的重排和分化。单个前体细胞的命运并不为其有丝分裂的家系决定,细胞分化的信息主要来自发育中的细胞与其局部环境的相互作用,细胞与细胞间的信号传导、启动、转录调节和最后的基因表达。

7.2 神经回路的构建

7.2.1 轴突生长及其路径选择

神经系统发育中,最为神奇的或许是生长轴突穿过复杂的细胞领地找到几个毫米或几个厘米之外与之匹配的突触后靶细胞。现在已经知道轴突的生长能力是生长锥——生长轴突顶端的一个特殊结构所具有的特性。生长锥是运动活跃的结构,不停地探测细胞外环境并对局部信号作出反应,表现为生长速度和方向的改变。生长锥由扁平的板层形伪足及其丝状伪足组成(图 7.4)。丝状伪足一会儿伸出,一会儿缩回消失,如同伸出的手指触摸环境以获取"感觉"并决定其何去何从。

生长轴突在旅途中会做出很多生长方向的选择,在"交叉路口"的选择尤为重要。例如人和其他哺乳动物的颞侧视网膜神经节细胞的轴突在视交叉处仍然在脑的同侧延伸,而鼻侧视网膜神经节细胞的轴突则交叉到对侧。因此,视网膜上不同位置的节细胞轴突在抵达视交叉前必须做出是否越过中线的决定。当节细胞轴突抵达视交叉时，生长锥呈流线型，延伸变慢。然而当它越过中线时，形状变得更为复杂。生长锥功能和结构的改变可能反映出重要信号的局部改变。

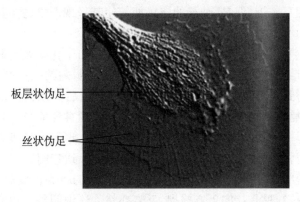

图 7.4　培养感觉神经节细胞轴突顶端的生长锥（引自寿天德，《神经生物学》，2001）。

7.2.2　轴突生长与化学导向因子

西班牙神经解剖学家（Ramon Y. Cajal）曾认为由靶组织产生的"吸引因子"引导生长轴突到达其靶区。从不同靶区来的信号能选择性影响轴突生长锥的运动，因而吸引它们到达合适的目的地。许多在体和离体的实验均肯定了这一基本理论。然而，鉴别这些信号非常困难，一是因为这些因子在发育胚胎的含量极小，二是如何区分引导轴突伸向其目的地的化学导向因子和支持神经元及其突起存活和生长的神经营养分子的问题。

确实符合化学导向因子全部标准的第一个分子家属是 netrins。netrins 由发育脊髓腹侧边缘的底板分泌，吸引称为连合纤维的轴突群从脊髓背区长向腹部并交叉至对侧。除对于连合轴突具有正向吸引作用外，netrins 对于其他生长轴突还具有负向的抑制生长的效应。因此，同一种信号能指令一种生长轴突（这里为连合纤维）"过来"，同时会命令另一种纤维（非交叉纤维）"走开"。

多数轴突生长导向研究的对象是那些增强轴突生长或吸引生长轴突的导向分子，但是，构建神经系统也有让某些轴突不向某处生长的必要，因此，最近关于抑制或排斥生长轴突的导向分子，也称抑制因子和化学排斥因子已越来越受到注意。神经科学的某些最为棘手的问题，如中枢神经系统的纤维束因外伤或疾病招致损伤后不能再生，可能是因为存在这样的抑制因子而并非缺乏促进生长的因子。

7.2.3 轴突在脑内靶区的拓扑分布和选择性突触形成

周边感觉在中枢神经系统都可以找到其对应点,周边的相邻点在中枢神经系统的对应点也相互靠近,但是,轴突的连接如何使其呈现严格的拓扑模式分布于脑内的相应靶区?

科学家们主要根据蛙和金鱼视觉系统的研究提出了化学亲和假说。这些动物的视网膜神经节细胞的轴突末梢在视顶盖形成一个明确的拓扑图,后部视网膜的节细胞轴突投射到前部顶盖,前部视网膜轴突投射到后部顶盖。挤压损伤视神经并任其再生(与哺乳动物不同,鱼和两栖类动物的中枢神经能再生),再生视神经纤维在顶盖重建起一个正常的联系模式,仍然表现出后部到前部和前部到后部的投射特异性。即使将眼睛旋转180°,再生轴突也常常回到它们原来的顶盖位置。再生视神经在顶盖的拓扑投射仍然保持不变可以从蛙的行为得到验证:当一只苍蝇在蛙的上方飞过,蛙总是扑向下方捕捉,反之亦然。这说明每一顶盖细胞都带有一个独特的"识别标记",视网膜神经节细胞的生长轴突末梢有互补的标记得以在顶盖找到特定的位置。

在抵达准确的靶区以后,轴突必须在许多可能成为其突触后细胞的细胞中挑选它将支配的特定靶细胞。位于脊髓不同节段的节前神经元以固定不变的选择性方式支配交感链神经节细胞,例如脊髓T1水平的节前细胞支配那些投射到眼部的颈上神经节细胞,而T4脊髓节前细胞却支配引起耳部血管收缩的颈上神经节细胞。因为所有那些神经元的轴突都经过颈交感链抵达颈上神经节,所以导致神经节细胞不同神经支配的机制必定是在突触形成这一环节而不是轴突生长的引导。选择性突触形成原因是突触前、后成分的特异化学亲和性。

因为突触的形成是突触前、后对应成分间的进行性应答过程,所以很可能有许多信号系统参与这一过程,在中枢神经系统的突触发育过程中的作用机制尚待进一步研究。

7.2.4 神经营养因子

突触一旦形成,神经元的继续存活和分化在某种程度上将依赖于靶细胞的存在。如没有突触后靶细胞,发育神经元的轴突和树突将萎缩,神经细胞终究有可能死去。神经元和其靶细胞间的这种长时间的依存关系称为神经营养性(相互)作用,这种作用由神经营养因子介导。神经营养因子不同于葡萄糖或ATP这类代谢性营养成分,而是类似于其他的细胞间信号分子(如促分裂因子和细胞因子)。它们由靶组织合成,起着调节投射神经元的存活和其后的生长与分化作用。

许多脊椎动物的发育早期有过量的神经细胞产生(最后存活数的 2～3 倍)。确立投射神经细胞群落的最后规模是通过使那些不能很好地与相应靶细胞发生相互作用的神经元的死亡来实现的,这一过程已被证明由神经营养性因子介导。

失去靶营养支持的神经元死亡不同于因损伤或疾病的细胞死亡。失去营养支持的神经元通过称为凋亡的过程死亡,这一过程是一群"打开"即引起神经元和其他细胞死亡的特异基因活跃转录的结果。神经元凋亡的组织病理学明显不同于因机械损伤、中风或神经变性疾病的神经细胞死亡。凋亡的细胞和分子过程似乎包含许多控制细胞分裂和细胞分化的相似机制,因此凋亡是细胞分化的一个程序性过程。

一旦通过对靶营养的竞争而选择性形成了神经元群落后,营养性作用继续调节突触联系的形成。突触联系的形成是一个开始于胚胎期,延伸至生后相当久远的过程。在建立神经支配期间,必须确保每个靶细胞为恰当数量的轴突所支配和每一轴突支配恰当数量的靶细胞,这一目标的实现是发育神经细胞和靶细胞间神经营养性作用的又一重要功绩。

依据神经营养因子的假设条件,我们可知神经营养作用的两个主要功能:使相当大的神经元群落中的某些神经元存活和形成恰当数量的神经联系。神经营养因子的假设条件包括:①神经元的存活并保持其靶联系需要有少量的营养因子供应;②靶组织(可能是其他神经元、肌肉或其他周边结构)合成可满足发育神经元需要的合适的营养因子;③靶组织只产生数量有限的营养因子,因此,发育神经元的存活和此后神经元联系的保持取决于神经元对营养因子的竞争。一个经过大量研究的多肽分子——神经生长因子(NFG)完全符合上述几个假设标准。有关 NGF 的研究结果虽然不能解释营养性作用的所有方面,但是它确实是认识靶组织(细胞)如何影响支配神经细胞的存活和联系的一个典型例子。

神经生长因子(NGF)于 20 世纪 50 年代初被华盛顿大学的 Levi Montalcini 等发现。根据去除发育枝芽后运动神经元存活情况的观察,他们做出了颇有趣的猜测:靶细胞提供某种信号给有关神经元,含量有限的信号因子迫使那些竞争失败的神经元死亡。为此,他们进行了一系列的实验以探索假定信号的性质和来源。Hambarger 生前的一个学生切除鸡胚的一个肢芽并代之以一片小鼠肿瘤组织,他惊异地发现瘤组织具有比肢体更强的刺激,以致正常支配肢体的感觉和交感神经节变大。肿瘤(小鼠肉瘤)能分泌一种刺激感觉和交感神经节细胞存活和生长的可溶性因子。

许多进一步的观察证明了 NGF 在生理条件下对神经元存活的重要性。施以 NGF 抗血清以耗尽发育小鼠可用的 NGF 将导致成年小鼠多数交感神经元的丧失。相反,注射外源性 NGF 到新生啮齿动物将使交感神经节变大,这是一个与失去 NGF 完全相反的效应。最近几十年,特别是进入 20 世纪 90 年代以来,大量神经营养性因子被相继发现，NGF只是神经营养性因子中神经营养素家族的一员。

随着多种神经营养性因子及其功能的发现，关于神经营养性因子的来源、功能及其专一性等经典概念受到了挑战。神经营养性因子可能的来源有靶区（逆行方式）、投射神经元（顺行方式）、胶质细胞等非神经成分的旁分泌和被作用神经细胞的自分泌。一种神经营养性因子作用于多种类型的神经元，一类神经元可对多种因子起反应。神经营养因子的作用不仅仅在于它们在发育的凋亡阶段支持神经元的存活，而且对从分裂增殖阶段乃至成年期的神经元都有重要作用。

神经回路的构建始于神经细胞轴突的生长，终止于与靶细胞建立稳定的突触联系。生长轴突与其微环境（其他神经细胞和胶质细胞等细胞成分和细胞外基质的非细胞成分）的相互作用是神经回路构建的驱动力。轴突生长的调节控制是其生长微环境中多种细胞外基质分子、细胞表面粘连分子、正向和负向的轴突生长导向因子以及神经营养因子等轴突生长相关因子介导的协同效应。随着轴突生长相关因子和轴突受体的不同时空表达，轴突生长经历路径的选择，直行或转向，集合或分散，分支和定靶，选择合适的靶细胞并与之形成突触结构等一系列过程。

7.2.5 神经回路的修饰

成年骨骼肌纤维和某些自主神经节的神经元仅由单个神经元支配，然而这些靶细胞的早期都接受几个神经元的支配。在生后的早期发育阶段，支配的神经元由多个逐步减少至一个，这一过程称为突触消除。这种消除实际上是指支配一个靶细胞的神经细胞的数目减少，而不是靶细胞上突触总数的减少。事实上，在发育过程中的外周神经系统和脑的突触总数是逐步增加的。

在肌肉和神经节（以及更复杂的中枢神经系统结构），活动决定的许多竞争现象可由下列假设予以解释：①突触需要最低水平的营养支持才能存在；②突触兴奋引发突触后（靶）细胞分泌有限的相关因子；③只有当突触的活动和靶细胞的活动一致时，突触才能得到营养支持。

7.2.6 关键期的意义

生物个体的活动促使神经回路的形成和神经回路的修饰。生物个体在其生命早期的某段时期内的活动常常对其神经回路的形成和修饰产生重大的影响，这段时期被称为关键期。某些奇怪的复杂行为是先天的，无需先期的经验。然而其他的行为表现只出现于出生后早期（或孵化后）的一个短时期内动物具有一定的特别经验之后。一个有趣的例子见于鸭和鹅。新出壳的雏鸭或雏鹅将尾随它们见到的第一个大的移动物体——通常是其母亲,也可以是其他动物(包括人)甚至无生命的物体。

出壳后头几天内这种首先接触到的物体一旦为雏鸭或雏鹅"铭记",此后的经验将难以改变它们的这一行为。那些早期经验的影响并不仅仅限于鸟类。Harlow 及其同事关于灵长类动物行为发育的实验表明,早期社会经验的残缺将深刻地、不可逆地影响成年猴参与社交的能力。隔离饲养的猴成年后害怕其他猴并且对异性没有多少兴趣,这些行为也不再为以后改变了的生活方式所改变。

许多行为形成的关键期开始于生后早期,结束于青春期末或稍后。关于猫和猴视觉系统发育的 K 期研究以及更多的其他工作令人信服地表明,内在的发育机制并不能完全建立起成年期的脑回路,经验对脑回路具有修饰完善作用。有理由认为,年幼动物的任何异常经验都可能导致形成此后无法矫正的异常的脑回路模式。

白内障是妨碍正常视觉的晶体浑浊,如同猫或猴的眼睛用手术方法使之闭合一样将阻止明确的图形感觉。成年期出现的白内障在被移去后,病人通常能恢复视力,相反婴儿期的白内障在一年内不作治疗,此后再作摘除也永远不能恢复该眼的视力。这个不幸的结果强调了早期发现和治疗视觉缺陷的重要性,否则将导致永久性视觉损害。关键期也见于语言学习过程中。婴儿生后的头几个月即能察觉出多种语言的语音音素(语言的基本成分)。但是到了一岁,即学会讲话的前夕,婴儿开始失去分辨新的语音的能力。儿童在青春期以前必须置身于一种语言环境之中,否则他们将永远失去分辨不同语音的能力。例如儿童的中耳炎持续发作将影响听觉并影响语言学习。一个具有正常听力的儿童如果关键期生活在没有正常语言的环境里,此后即使给予语言强化训练也不能使之具有基本的语言交流能力。

发育的大脑一旦建立起神经联系的基本框架,神经元活动在决定神经回路的精细排列方面开始起着越来越重要的作用。在发育阶段的许多回路系统(从神经肌肉系统到新皮层),神经元或其他靶细胞起初接受各种支配它们的传入联系,而这种联系在成年后就不再支配它们。带有不同活动模式的传入的相互竞争在这种突触重排过程中起着关键作用。虽然不同传入间竞争的基础还不完全清楚,但是这一过程的某些方面似乎包括对突触后靶细胞释放的营养性因子的竞争。由于神经元活动是在外部世界的影响下诱发的,经验能影响突触联系的数量和类型,最终影响动物的认知、情绪和行为。特异回路对于经验影响的敏感性在生命早期的关键期尤为明显。如在关键期结束以前,由于异常环境的影响而发生脑回路结构和行为异常,在成年后将很难或不可逆转。

思考题

1. 谈谈脑发育过程。
2. 谈谈关键期的意义。

第8章 脑和脊髓的结构

人类的神经系统由外周神经系统和中枢神经系统组成。脑和脊髓组成中枢神经系统(图 8.1)。

8.1 脊　　髓

8.1.1 脊髓的外形

脊髓起源于胚胎时期神经管的后部,平枕骨大孔处和脑分界。呈长管圆柱形,前后稍扁,外包被膜,与脊柱的弯曲一致。一般长约 40～50 cm。脊髓的末端变细,称为脊髓圆锥,向下延为细长的终丝,止于尾骨的背面。根据脊神经根出入范围分为 31 节:8 个颈节,12 个胸节,5 个腰节,5 个骶节和 1 个尾节。脊髓表面借前后两条正中沟分为左右对称的两半。前面为前正中裂,较深。后面为后正中沟,较浅。此外还有两对外侧沟,即前外侧沟和后外侧沟,是脊神经前根和后根进出的位置。

8.1.2 脊髓的内部结构

在脊髓的各个节段中,内部结构的特点不尽相同,但总的特征是一致的,在脊髓的横切面上,中央管的周围是 H 形的灰质,外面的是白质。每侧的灰质,前部扩大称为前角,后部称为后角。在胸髓和部分腰髓的前后角之间还有侧角。

1. 脊髓的灰质

脊髓灰质内含有大量大小不等的多极神经元。这些神经元依其轴突的分布大体有两类:一类是前角运动神经元和侧角神经元,其轴突组成前根;第二类是其余的神经元,其轴突不出中枢神经系统。前角的运动细胞按大小可区分为α运动神经元和较小型的γ运动神经元。α运动神经元发出轴突支配骨骼肌肌梭以外的肌肉,控制肌肉的收缩和舒张。γ运动神经元支配梭内肌,在调节肌张力方面起重要的作用。侧角由中小型细胞组成,在胸髓和上2~3节腰髓是交感神经节前神经元胞体,它们的轴突经前根、白交通支入交感干。而在骶节中无侧角,但是前角基部相当于侧角的部位是副交感神经的节前细胞,发出纤维组成盆内脏神经。后角细胞分群较多,在后角浅部有贯穿脊髓全长的胶状质,在胶状质的背方有后角边缘核,在胶状质的腹侧有后角固有核。在颈8到腰2节段,后角基部的内侧有边界明确的一团大型细胞,称胸核(也称背核)。

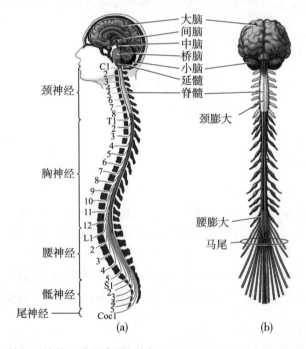

图8.1 中枢神经系统的组成示意图(引自 Eric R. Kandel, *Essentials of Neural Science and Behavior*,2003)。脊髓,脑干(包括中脑,桥脑,延髓),间脑,端脑,小脑5个部分。

2. 脊髓的白质

脊髓的白质是由许多神经纤维束组成。凡是起止、功能相同的一束纤维,则给予一个名称,"某某束"。在白质中的一些纤维束,彼此间都有一定的重叠。纤维束分为上行和下行两种。上行纤维束起自脊神经节的细胞或脊髓灰质,将各种感觉信号从脊髓传到大脑。下行纤维束起自脑的不同部位,止于脊髓。上行纤维束主要有薄束、楔束、脊髓丘脑束等(图 8.2)。下行纤维束主要有皮质脊髓束、红核脊髓束、前庭脊髓束、顶盖脊髓束、内侧纵束和网状脊髓束等。

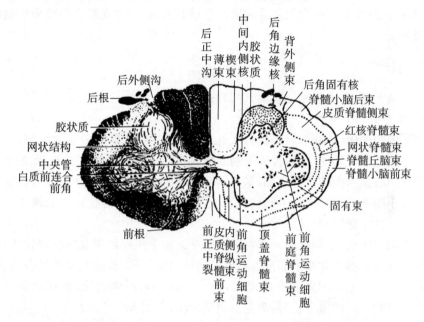

图 8.2 脊髓横断面结构图(引自柏树令,应大君,《系统解剖学》,2005)。

8.1.3 脊髓的功能

一般来说脊髓是在大脑的控制下完成其生理功能,但是当脊髓与脑分离后,它仍可完成一些简单的反射活动。

脊髓的主要功能是传导机能和反射机能。传导机能主要是通过上行和下行的纤维束把各种感觉如痛觉、温度觉、触觉、深感觉等传向脑的各级中枢,中继发出由脑发出的各种运动信号等。脊髓的反射机能主要有躯体反射,如牵张反射、屈肌反射、内脏反射、排尿反射、排便反射等。

8.2 脑

一般把脑分为端脑、间脑、中脑、脑桥、延髓和小脑。而中脑、脑桥、延髓三部分合称脑干。也有把间脑归结于脑干的。成年人脑重量约为1 400克。新生儿脑重约为455克。脑的表面有许多沟回。在正常范围内,人脑的重量可有明显的个体差异,但目前既未发现智力的差异和脑的重量有关,也未发现智力的差异和脑的沟回深浅有关。

8.2.1 脑干

脑干从下往上,由延髓、脑桥和中脑三部分组成。

1. 脑干的外部结构

脑干的腹侧面:延髓下界平枕骨大孔与脊髓相接,上界以一横沟与脑桥分界。在前正中两侧是隆起的锥体,锥体下端的绝大多数神经纤维左右交叉,称为锥体交叉。脑桥的腹面叫做脑桥基底部,基底部向两侧逐渐缩窄的部分叫做脑桥臂。它是由进入小脑的纤维组成。中脑腹侧面上界为视束,下界为脑桥的上缘。两侧大脑脚间的凹窝叫邻间窝。

脑干的背侧面:延髓背面下部有第四脑室。由中央向腹侧方向有棒状体、楔状结节和绳状体。脑桥背面下部扩大形成第四脑室的上部,背面左右可见有结合臂,中间有前髓帆。中脑的背侧有四叠体,前上方的一对叫做上丘,是视觉反射的中枢。后下方的一对叫做下丘,是听觉反射的中枢(如图8.3所示)。

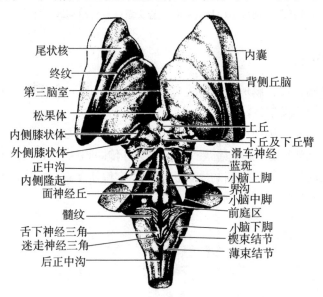

图8.3 脑干背侧(引自柏树令,应大君,《系统解剖学》,2005)。

2. 脑干的内部结构

脑干由灰质和白质构成。灰质是机能相同的神经细胞集合成团或柱状的神经核,这些核团错杂地存在于白质之中。脑干的神经核团分为三种:一种是直接与第三对到第十二对脑神经相连的神经核;第二种是网状结构中的核团;第三种是其他核团,如薄束核、楔束核、上橄榄核、红核和黑质等。延髓的灰质主要有舌下神经核、疑核、迷走神经背核、延髓泌涎核、孤束核、三叉神经嵴束核、薄束核和楔束核、下橄榄核、网状结构的核团。脑桥的灰质主要有位听神经核、面神经核、脑桥泌涎核、展神经核、三叉神经核等。中脑的横切面上可以看到接近背侧的中脑水管,它纵贯中脑,上下连接第三、第四脑室。围绕中脑水管的灰质称为中央灰质背侧的四叠体,又叫做顶盖,腹侧统称为大脑脚。大脑脚又被含有黑色素的神经核团——黑质分为背侧的被盖和腹侧的脚底两部分。中脑主要的神经核团有滑车神经核、动眼神经核、红核(自上丘的高度延至间脑端,在横切面上浑圆,带有些许红色)、黑质(分为背侧的致密部和腹侧的网状部)。

8.2.2 间脑

间脑位于中脑和大脑半球之间,其外侧部与半球室愈合。从形态上可分为丘脑、丘脑上部、丘脑下部、丘脑后部、丘脑底部。间脑的室腔为第三脑室,即两侧间脑之间的扁腔隙。下接中脑水管,上经两侧室间孔通向两侧大脑半球的侧脑室。丘脑占间脑的最大部分,为两个卵圆形的灰质团块,中间块将两侧丘脑连接起来。丘脑后端称为枕,其下面有两个小隆丘,即内侧膝状体和外侧体。丘脑上部位于第三脑室顶部周围,主要结构有缰三角、缰连合和松果体。丘脑下部位于丘脑下沟的下方,是第三脑室的下壁,包括视叉、视束、灰结节、漏斗、乳头体、垂体等。丘脑底部位于丘脑的腹尾侧和中脑被盖的首侧,是中脑和间脑的移动区。

8.2.3 小脑

小脑位于颅后窝,上部平坦,被大脑半球遮盖,下面中部凹陷,容纳髓,中间缩窄部分叫蚓丘,两侧膨隆,叫做小脑半球。小脑表面有许多平行的浅沟及一些深沟将小脑分成许多小叶。小脑借助三对小脑脚与脑的其他部分相连。小脑上脚连接小脑和中脑;小脑中脚连接小脑和脑桥;小脑下脚连接小脑和延髓。

小脑灰质分布在两个区域。表面一层灰质,称为小脑灰质,另一部分灰质深藏在髓质之中,称为小脑核,一般分为顶核、球状核、栓状核和齿状核。小脑的功能主要有两个方面:一方面是协调随意运动;另一方面是调节肌紧张,从而影响和维持身体姿势平衡。

1. 小脑的功能

(1) 小脑协助调节姿势和运动

小脑协助执行协同运动,通过接受有关运动情况的感觉信息和调节各种各样的下行神经通路的活动,然后使得运动做得更好。这种功能是随着实践而改善,因此,小脑具有学习运动技巧的功能。毁损小脑不会产生感觉上缺损,所以小脑不是接受感觉的主要部位。

(2) 小脑的组织结构

从其他中枢神经系统传入的冲动,通过小脑白质进入小脑。两种传入纤维被发现:苔状纤维和攀缘纤维(如图 8.4 所示)。苔状纤维有许多来源,但是所有的攀缘纤维都来自于对侧的下橄榄核。在小脑皮层,苔状纤维和颗粒细胞的树突在颗粒细胞层形成突触。因为一根苔状纤维一再地分枝和许多不同的颗粒细胞形成突触,因此,对于其神经通路的走向,存在着相当大的分歧。而一根攀缘纤维只和一个或几个浦氏细胞的胞体或树突连接。因此科学家们对攀缘纤维的神经通路基本没有分歧。

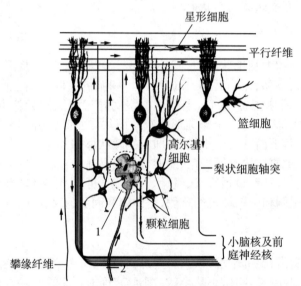

图 8.4　小脑皮层细胞结构(引自柏树令,应大君,《系统解剖学》,2005)。1,玫瑰结;2,苔状纤维,其末梢和颗粒细胞、高尔基细胞等形成突触连接形成玫瑰结。

颗粒细胞的轴突形成一束平行纤维和浦氏细胞的树突及几种其他的中间神经,如高尔基细胞、篮状细胞、星形细胞等形成突触连接。颗粒细胞是小脑皮层中唯一的兴奋性中间神经元。其他类型的中间神经元都是抑制性的。苔状纤维-颗粒细胞通路和攀缘纤维通路都能兴奋浦氏细胞,因此,它们可以被认为是小脑皮层中的兴奋性神经回路。苔状纤维-颗粒细胞兴奋,引发浦氏细胞典型的单个的动作电位发放(简单峰电位反应)。然而攀缘纤维会引发浦氏细胞高频率的动作电位发放(复合峰电位)。在小脑皮层中,其他的神经通路以抑制性为其特点。高尔基细胞抑制颗粒细胞,篮状细胞抑制浦氏细胞的胞体,卫星细胞抑制中间神经元等都是被苔状纤维-颗粒细胞通路激活。图8.5简单地表示了小脑皮层神经元连接通路。

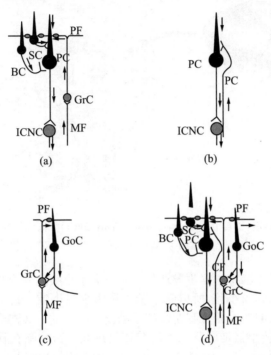

图 8.5 小脑皮层神经元连接通路(引自 Dale Purves, *Neuroscience*, 2001)。
BC,篮状细胞;SC,星形细胞;PC,浦氏细胞;PF,平行纤维;GC,颗粒细胞;
MF,苔状纤维;PC,攀缘纤维;ICNC,小脑核团及前庭核团神经元。

一个令人惊奇的发现是:虽然浦氏细胞是小脑皮层中唯一的输出神经元,但是它们的突触连接是抑制性的,这种抑制性作用修饰小脑深部核团和前庭侧核的动作电位的发放。

2. 小脑具有三种功能系统

小脑根据系统发生和功能划分为下面几个主要的部分:古小脑、旧小脑和新小脑。古小脑是小脑在进化过程中最早出现的部分,它的功能主要是和前庭系统相关。因此古小脑也被称为前庭小脑(图8.6),在人类中它们相当于绒球小结叶和部分的小脑蚓体。古小脑主要控制轴向肌肉和保持身体的平衡,而且使头和眼睛的运动相配合。古小脑的损伤会产生喝醉酒似的摇摇摆摆的步伐,被称为共济失调,同时会产生眼球震颤。

旧小脑接受由脊髓传来的躯体特定区域的感觉信息,因此旧小脑经常被称为脊髓小脑。旧小脑同时调节运动和肌肉的状况。旧小脑损伤后会产生协同性缺失,类似于新小脑损伤后所产生的症状。

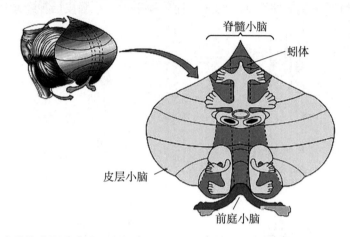

图 8.6　小脑的功能区(引自 Dale Purves, *Neuroscience*, 2001)。侏儒的各部位大小代表不同部位占小脑皮层代表区面积。四肢的手、脚等占面积较大。而躯干的代表区面积较小。

新小脑在人类小脑中占据主导地位。它占据了小脑的两个半球。大脑皮层广大的区域都有输入到新小脑,所以新小脑也称为皮层小脑。新小脑修饰运动皮层的输出。因为右边的新小脑控制左边的运动皮层的活动。而左边皮层影响右边的肢体的运动,所以新小脑是调节同侧的肢体的运动。新小脑在程序性运动中和前运动皮层相互作用。

8.2.4　端脑

端脑是脑的最大部分,又称大脑,被大脑纵裂分为三个大脑半球,纵裂的底部是胼胝体,为连接两大脑半球的巨大纤维束。大脑半球和小脑之间有大脑横裂。大脑两半球表面有一层灰质称大脑皮质,深部是大脑髓质,埋在髓质内的灰质核团,称基底核。左右大脑半球内部各有一腔隙,称侧脑室(如图8.7所示)。

1. 大脑的外形

大脑半球有三个面,即垂直的内侧面,膨隆的上外侧面和凹凸不平的下面。大脑外侧沟起于每个半球下面,转外侧面行向后上方。中央沟起于半球上缘中点的稍后方,沿外侧面斜向前下方,几乎抵达外侧沟。此沟上端常延伸到半球的内侧面。顶枕沟位于半球内侧面后部,转至上外侧面(如图8.8所示)。大脑表面的五个叶是额叶、顶叶、颞叶、枕叶和岛叶。其中岛叶呈三角形,位于外侧沟的深部,岛叶以环状沟与额叶、顶叶、颞叶分界。额叶的上外侧面,在中央沟之间,有一条与之平行的中央前沟,两沟之间为中央前回,额叶还有额上沟、额中沟、额下沟和额上回、额中回、额下回等。顶叶在中央沟的后方,也有一条与其平行的中央后沟,两沟之间为中央后回。中央前、后回上端在内侧面合成为中央旁小叶。主要的沟回有顶内沟和缘上回、角回等。在颞叶的内侧面有一深沟为侧副沟,此沟在颞叶的前部延伸为嗅脑沟,此二沟的外侧为枕颞内侧回,侧副沟的内侧为海马旁回。其端弯成钩形,称为钩。海马旁回的上内侧以海马沟为界。在海马沟的上方,有呈锯齿状的窄条皮质,称为齿状回。此回的外侧,有一条呈弓状隆起的皮质,形状像海马,故称海马。海马位于侧脑室下角的底壁上,和齿状回一起属于海马结构。枕叶的沟回主要有距状沟、舌回等。在半球的内侧面可见到扣带沟和扣带回。

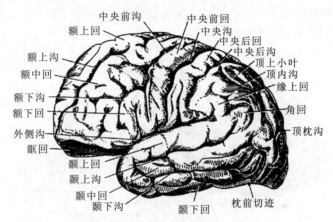

图 8.7　端脑外侧面（引自柏树令,应大君,《系统解剖学》,2005）。

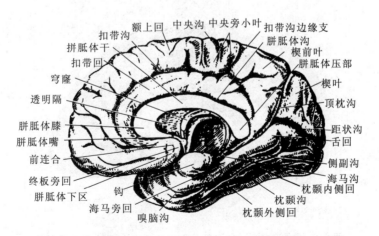

图 8.8　端脑内侧面（引自柏树令,应大君,《系统解剖学》,2005）。

2. 大脑的内部结构

在大脑半球内,有左右对称的裂隙,内含透明的脑脊液,此裂隙称为侧脑室。侧脑室分为中央部、前角、后角和下角。在靠近大脑半球的底部,埋藏在白质中的基底核包括尾状核、豆状核、屏状核和杏仁核,其中尾状核像条弯曲的尾巴,全长都是与侧脑室相邻,可分为头、体、尾三部。豆尖向内侧成楔形。豆状核被内、外侧两个白质髓板分隔成两部分,外侧部最大,称为壳,内侧部称苍白球,尾状核和豆状核全称为纹状体。其中尾状核和壳合称为新纹状体,苍白球为旧纹状体。屏状核为一薄层灰质板,位于岛叶皮质和豆状核位于海马旁回钩的深面,脑室下角前端,形如杏仁。

(1) 大脑皮质 大脑皮质分为三种:一种是古皮质,包括海马和齿状回,而嗅脑为旧皮质,大脑皮质绝大部分为新皮质。大脑皮质的分区有各种方法,现代比较公认的是 Brodmann 根据皮质各部分和各层细胞大小、形状、密度、排列方式等将大脑皮层分为 52 区(如图 8.9 所示)。

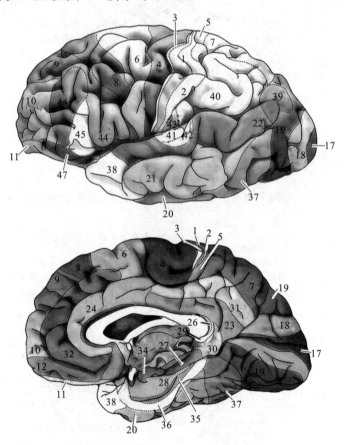

图 8.9 大脑皮层分区(引自 Dale Purves, *Neuroscience*, 2001)。

大脑皮质的各区具有不同的功能,大致可分为感觉区、运动区和联络区。第一躯体运动区位于中央前回和中央旁小叶的前部,第二躯体运动位于中央前、后回下面的岛盖皮质。补充运动区位于半球内侧面中央旁小叶的前方。第一躯体感觉区位于中央后回和中央旁小叶的后部,包括第3、1、2区。第二躯体感觉区在人脑位于中央前回和后回下面的岛盖皮质,与第二躯体运动区相重叠。视区位于枕叶内侧面距状沟两侧皮质。听区位于颞叶外侧沟下壁的颞横回上。嗅觉区位于海马旁回的沟附近。语言区通常在一侧半球上,善于用右手的人,其语言区在左侧半球,而与语言功能有关半球可视为优势半球。优势半球有说话、听话、书写和阅读四个语言中枢在44、45区。听觉性语言中枢在22区,书写中枢在8区,视觉性语言中枢在39区。除了特定的感觉和运动区外,大脑皮质的其余区域统称为联络区,一般认为感觉分析的高级加工阶段是在联络区完成的。

(2) 大脑半球　大脑半球的髓质由大量的神经纤维组成,充满大脑皮质与基底核之间。主要有连合系,是连接左右半球的皮质的纤维,如胼胝体、前连合和穹隆连合。联络系是联络本侧半球内各回和叶之间纤维。第三类是投射系,是联系大脑皮质和皮质下中枢的上下纤维。

(3) 新皮质的结构　新皮质有六层结构(图8.10):Ⅰ,分子层;Ⅱ,外颗粒层;Ⅲ,外锥体细胞层;Ⅳ,内颗粒层;Ⅴ,节细胞层;Ⅵ,多形细胞层。从比较胚胎学看,新皮质的六层结构是由古皮质的三层分化而来,所以大脑新皮质也可分为粒上层(Ⅰ～Ⅲ层)、内粒层(Ⅳ层)和粒下层(Ⅴ、Ⅵ层)。粒上层发展最晚,在人脑中最发达,接受和发出联络性纤维,实现皮质内联系。内粒层主要接受来自间脑的特异性传入投射纤维。粒下层则借传出的投射纤维联系皮质下结构,控制躯体和内脏运动功能。

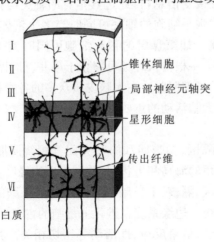

图8.10　大脑皮层新皮质的六层结构(引自 Dale Purves, *Neuroscience*, 2001)。Ⅰ,分子层;Ⅱ,外颗粒层;Ⅲ,锥体细胞层;Ⅳ,内颗粒层;Ⅴ,节细胞层;Ⅵ,多形细胞层。

(4) 大脑皮质各层神经元的相互关系　大脑新皮质主要有七种类型的细胞：锥体细胞、马提诺蒂细胞、梭形细胞、水平细胞、神经胶质细胞、篮细胞等（图8.11）。各层有特定的神经元分布，但某些神经元的胞体不局限于一层内。

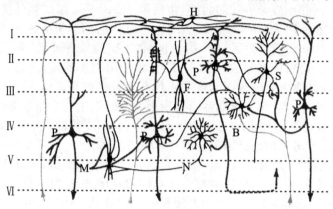

图8.11　大脑新皮质神经元及其传入和传出通路模式图（引自柏树令，应大君，《系统解剖学》，2005）。P，锥体细胞；M，马提诺蒂细胞；F，梭形细胞；H，水平细胞；N，神经胶质细胞；B，篮细胞；S，星状细胞。

和小脑皮层相比较，小脑新皮层分为三层，主要有五种细胞。大脑皮质各层内神经元的相互作用方式是多种多样，可概括为：①反馈。例如第Ⅳ层的马提诺蒂细胞可由锥体细胞的轴突接受信息，再通过其本身的轴突与锥体细胞的树突形成突触。②同步。如第Ⅰ层水平细胞的轴突可同时与多个锥体细胞的树突形成突触，产生同步效应。③汇聚。如第Ⅳ层的颗粒细胞可同时接受传入和传出纤维的侧支，进行整合。④扩散。一根传入纤维可终止于第Ⅱ、Ⅲ、Ⅳ层的不同神经细胞，导致信息的广泛传播。⑤局部回路。在大脑皮质众多的各类神经元之间存在着大量的神经回路，这是协调大脑活动的重要形态学基础。

3. 边缘系统

在半球的内侧面，隔区、扣带回和海马旁回等围绕胼胝体几乎形成一环状结构，加上被挤到内侧室角的海马和齿状回，共同组成边缘叶。而边缘叶加上一些皮质下结构如杏仁核、隔核、下丘脑、上丘脑、背侧丘脑的前核群和中脑的一些结构等，统称为边缘系统。边缘系统在进化上是脑的古老部分，在功能和纤维联系上主要与嗅觉、内脏活动、情绪反应、性活动等密切相关。其中海马与学习记忆有关，若毁损海马，会引起近期记忆能力丧失。

思考题
1. 大脑的结构。
2. 小脑的结构。
3. 试比较大脑皮层、小脑皮层及海马皮层的结构特点。

第 9 章　脑的高级功能

虽然我们对脑的高级功能,如智力如何产生,学习和记忆的机制等了解甚少,但是科学家们做了大量的基础研究工作而且医生们在医疗实践中也取得了大量的成果,达成一些共识,如学习和记忆功能不局限于大脑的某个单一的部位。执行大脑功能的神经元之中,并没有小部分特殊的"记忆细胞"专门贮存我们的生活经历和习得的行为。显然,行为适应性对于生存很重要,而所需的大脑适应性包括感觉系统(当一条毒蛇要咬你时,你会感到害怕)、运动控制系统(骑自行车时,需要肌肉群收缩的协调配合)和专用于贮存信息的系统。目前,我们还仅仅处于理解学习过程本身的初级阶段。陈述性记忆主要依赖于海马和相关结构,程序性记忆与纹状体有关,而工作记忆痕迹广泛分布于大脑内。

但是大脑各部分是如何相互作用使我们能学习的呢？我们认为新皮层可能有记忆痕迹。但记忆贮存的生理基础是什么？当我们正在努力记住一个电话号码时,如果被打扰,就会忘掉这个号码,这表明记忆形成初期特别脆弱。但长时程记忆会比较牢固,即使有打扰、麻醉、生活中常见的挫折甚至创伤,长时程记忆都能保留下来。有人认为可能是最终通过新皮层神经元结构的变化来贮存这种记忆的。可以说,我们的大脑一直进行着重构,以适应生活的变化。学习和记忆的基础是大脑神经元结构的变化。

本章主要介绍脑的高级功能,包括目前对睡眠、梦以及学习和记忆取得的研究成果。

9.1 睡眠与觉醒的脑机制

9.1.1 脑电图

大脑皮层的神经元具有生物电活动。应用电生理学方法，在大脑皮层可记录到两种不同形式的脑电活动：一种是感觉传入系统受刺激时，在皮层某一局部区域引出的形式较为固定的电位变化，称为皮层诱发电位；另一种是在无明显刺激情况下，大脑皮层经常性地自发产生的节律性电位变化，称为自发脑电活动。脑电活动的形成机制，除了大脑皮层神经元本身的电生理特性以外，前者与特异感觉投射系统的活动有关，而后者则与非特异感觉投射系统的活动有关。

1. 皮层诱发电位

在动物实验中，当人工刺激某一感觉传入系统（可以是感觉器官、感觉神经或感觉传导途径上的任何一点）时，即可在皮层相应的感觉区表面引出皮层诱发电位。皮层诱发电位一般分为两个部分：①主反应。为一先正后负的电位变化，出现在一定的潜伏期之后。潜伏期的长短决定于刺激部位离皮层的距离、神经纤维的传导速度和所经过的突触数目等因素；②后发放。为一系列正相的周期性电位波动。由于皮层诱发电位时常出现在自发脑电活动的背景上，因此很难分辨。在运用计算机将电位变化迭加和平均处理后，能使皮层诱发电位突出地显示出来。用这种方法记录到的电位称为平均诱发电位。利用记录诱发电位的方法，有助于了解各种感觉投射的定位，皮层感觉代表区的投射规律就是应用诱发电位的方法获得的。诱发电位也可以在人体颅外头皮上记录到。临床常用的诱发电位有体感诱发电位、听觉诱发电位和视觉诱发电位等，对于中枢损伤部位的诊断具有一定价值。此外，诱发电位的概念有所扩展，如在动物实验中，电刺激脊髓前根，冲动沿运动神经逆向传至脊髓前角引出的电位变化，也可称为诱发电位。

2. 脑电图

临床上在头皮用双极或单极记录法来观察皮层的电位变化，记录到的自发脑电活动称为脑电图（EEG）。将动物颅骨打开或对病人进行脑外科手术时，直接在皮层表面引导的电位变化，称为皮层电图（ECoG）。

脑电图的波形主要依据其频率的不同来划分。各种波形都可在皮层的不同区域引得，但不同脑区和在不同条件下的表现有显著的差别。

(1) α波 频率为每秒钟8~13次,波幅为20~100 μV。α波是成年人处于安静状态时的主要脑电波。α波在清醒、安静并闭眼时出现,波幅先由小逐渐变大,再由大变小,如此反复而形成梭形,每一梭形持续1~2 s。α波在枕叶的脑电图记录中最为显著。睁开眼睛或接受其他刺激时,α波立即消失而呈现快波,这一现象称为α波阻断。当再次安静闭眼时,α波又会重现。

(2) 其他波形 频率为每秒钟14~30次,波幅为5~20 μV的脑电波称为β波,当新皮层处于紧张活动状态时出现,在额叶和顶叶比较显著。有时β波与α波同时出现在一个部位,β波重合在α波上。频率为每秒4~7次,波幅为100~150 μV的波形称为θ波,成年人中一般在困倦时出现。频率为每秒钟0.5~3次,波幅为20~200 μV的波形称为δ波,成年人中常在睡眠状态下出现,当极度疲劳时或在麻醉状态下也可出现。人类脑电图在安静时的主要波形可随年龄而发生变化。在婴儿时期,常见到的是每秒钟0.5~2次的慢波,此慢波的频率在整个儿童时期逐渐增快,在幼儿时期,一般常见到θ样波形,到青春期开始出现成人型的α波。生理情况下脑电波也有变化,例如,在血糖、体温和糖皮质激素处于低水平,血氧分压处于高水平时,α波的频率减慢;在与上述情况相反的条件下,α波的频率加快。

在治疗癫痫患者或皮层有占位病变(如肿瘤等)的病人时,发现脑电波会发生改变,如癫痫患者常产生异常的高频高幅脑电波或在高频高幅波后跟随一个慢波的综合波形。因此,在临床上观察脑电波的特点,并结合其他症状,常用来诊断癫痫或探索肿瘤所在的部位。

微电极记录皮层神经元细胞内的电位变化,发现当皮层表面出现类似α波节律的电位变化时,细胞内记录到的突触后电位变化也出现节律一致的改变。由此可以认为,皮层表面的电位变化是由突触后电位变化形成的。然而,单一神经元的突触后电位显然不足以引起皮层表面的电位改变,必须有大量的神经元同步发生突触后电位,才能总和起来引起皮层表面的电位改变。已知锥体细胞在皮层排列整齐,其顶树突相互平行并垂直于皮层表面,因此其同步电活动易于发生总和而形成强大电场,从而改变皮层表面的电位。

此外,大量皮层神经元的同步电活动须依赖丘脑的功能。对于中度麻醉的动物,即使没有其他感觉传入的刺激,皮层也会出现每秒钟8~12次的自发脑电活动。这种脑电活动与人脑电波中的α波节律极为相似。如果切断皮层与丘脑之间的纤维联系,上述类似α波的电活动就大大减少。如用每秒钟8~12次的节律性电刺激来刺激丘脑非特异投射系统的一些核团(如髓板内核群),则皮层会出现类似α波的电活动。由此认为,某些自发脑电的形成,就是皮层与丘脑非特异投射系统之间的交互作用,一定程度的同步节律的丘脑非特异投射系统的活动,促进了皮层电活动的同步化。

如果用每秒60次的节律性电刺激来刺激丘脑非特异投射系统,则上述皮层类似α波的自发脑电活动立即消失而转成快波。这可理解为高频刺激对同步化活动的扰乱,使脑电出现了去同步化现象。人类脑电记录中所见到的α波阻断现象,也是由同样的机制引起的。

9.1.2 睡眠

1. 睡眠分为REM睡眠和非REM睡眠

REM睡眠(快速眼动睡眠)的特点是当被唤醒时,受试者称自己在做梦。在REM睡眠时有活跃的脑电波,躯体大部分骨骼肌张力几乎完全消失,不能运动,有阵发性快速眼动,交感神经系统活跃。非REM睡眠(非快速眼动睡眠),很少做梦,脑电波不活跃。肌张力下降,但能运动,精神活动降至最低,副交感神经系统活跃。

2. REM睡眠和非REM睡眠周期性交替

一般来说,健康成年人感到困倦后就会进入睡眠,首先开始非REM睡眠的第1期(图9.1和9.2)。第1期是一种过渡性的睡眠,这时在放松而觉醒状态下所见到的α节律开始变得不规则并逐渐消失。这一阶段很短,通常只持续数分钟。第1期也是一种最浅的睡眠,最容易被唤醒。第2期的睡眠要深一些,可持续5~15 min。其特征是EEG中出现偶发性的8~14 Hz震荡,被称为睡眠梭形波,已被证明由丘脑起搏器产生。此外还能观察到称为K复合波的高幅尖波。此时,眼睛的运动几乎停止。随后是第3期,此时EEG开始出现高幅而缓慢的δ节律,眼睛和

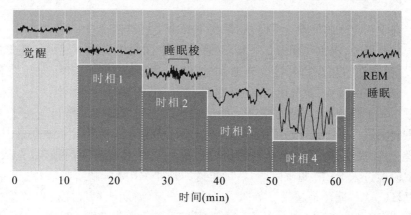

图9.1 REM睡眠和非REM睡眠交替周期示意图(引自王建军,《探索脑》,2004)。

躯体运动消失。第4期是最深的睡眠阶段,出现小于或等于2 Hz的宽大的EEG节律。在睡眠的第一次循环中,第4期可持续20～40 min。随后睡眠又开始变浅并回到第2期,在持续15～20 min后,突然进入短暂的REM睡眠阶段,此时伴随着快速脑电图β节律,但仅仅是为了维持呼吸。只有控制眼动的肌肉和内耳的小肌群例外,此时眼睑闭合,眼睛不时快速地来回移动。这些阵发性的快速转动可以准确地预示着生动的梦境,在REM睡眠之中和之后被唤醒的人中有90%～95%报告正在做梦。随着睡眠的加深,非REM睡眠特别是第3和第4期的持续时间逐渐缩短,而REM睡眠时间则逐渐延长。有一半的REM睡眠发生在最后3次,最长的REM睡眠可持续30～50 min。不过,在两次REM睡眠阶段之间似乎必须有大约30 min的不应期。换句话说,在下一次REM睡眠阶段开始前至少有30 min的非REM睡眠。

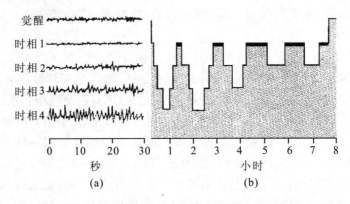

图9.2　睡眠四个时相中脑电波的变化(引自王建军,《探索脑》,2004)。

在REM睡眠阶段,生理控制系统主要由交感神经活动支配。这时,体温控制系统几乎停止,深部体温开始下降,呼吸和心率加快但变得不规则。在REM睡眠阶段,健康人的阴蒂和阴茎会充血和勃起,尽管梦境中并没有任何与性有关的内容。总之,在REM睡眠期,除了休息外,脑似乎在做每一件事情。一整夜高质量的睡眠不是踏实、无间断的旅途。睡眠带着脑在弯弯曲曲的滑行轨道上一次一次地重复前进。非REM睡眠约占整个睡眠时间的75%,而REM睡眠只占25%,整个晚上两种状态周期性地交替进行。在每一个寻常的夜晚,我们首先从非REM睡眠阶段进入REM睡眠阶段,然后再返回到非REM睡眠阶段,大约90 min为一个循环。这种循环是超昼夜节律的一个例子,其周期比生理性昼夜节律快。睡眠过程:觉醒→非REM睡眠→REM睡眠→……→非REM睡眠→REM睡眠→

觉醒。

3. 睡眠的生理作用

所有的哺乳动物、鸟类和爬行动物似乎都需要睡眠,但只有哺乳动物和一些鸟类有 REM 睡眠。不同动物的睡眠时间差异很大,蝙蝠一天需要睡 18 小时,而马和长颈鹿一天只需睡 3 小时。一些人认为,像睡眠这样普遍的行为必然具有极其重要的功能,否则,一些物种就会在进化过程中失去对睡眠的需求。但不管睡眠的功能是什么,都有理由相信睡眠是专门为脑而设计的。清醒地躺在床上休息 8 小时也许可使你从身体的疲乏状态中恢复过来,但第二天你的精神状态可能不是最佳。

显然,一些动物比另一些动物睡觉更难。设想你将在湍急的深水中度过一生,然而每隔一分钟你必须呼吸一次空气,因此即使短暂的打盹也有很大困难。海豚的情况正是如此,然而它们的睡眠时间却几乎与人类一样多。不寻常的是,宽吻海豚在一段时间内只用一侧脑半球睡觉,另一侧脑半球先休息大约 2 小时,然后两侧半球保持清醒 1 小时,接着另一侧半球再休息 2 小时,如此循环可使其每天晚上睡 12 小时。宽吻海豚似乎没有 REM 睡眠。印度海豚在缓慢的游动中可趁机小睡 4~6 秒。在一天的 24 小时里,这种小睡加起来大约有 7 小时。在进化过程中海豚产生了一种异乎寻常的睡眠机制以适应环境的需要。

睡眠是如此重要。假如一个人开了很长时间车,非常困倦,这时很容易出车祸。他必须停车后,闭上眼睛,打个盹,哪怕是 10 分钟,就又可以开车了,而且精神十足。但是迄今还没有一个被普遍接受的关于睡眠功能的理论。目前看来最合理的观点可分为两类:恢复理论和适应理论。第一种观点是一种常识性的解释,认为睡眠用来休息和恢复,并为下一次觉醒做好准备。第二种观点不怎么直观,认为睡眠使机体脱离困境,在最脆弱的时刻躲开天敌或环境中其他有害因素,也可能是为了保存能量。

睡眠是为了恢复什么呢?安静的休息不能代替睡眠。睡眠并不仅仅是简单的休息。长时间剥夺睡眠可以导致严重的躯体和行为问题。但是,至今仍未确定可以通过睡眠恢复的特殊生理过程,也没有发现一种在睡眠中产生的重要物质或在睡眠中被破坏的毒素。睡眠确实有效地使我们为下一次觉醒做好了准备。但是,睡眠是否像吃饭和喝水一样通过更换重要物质,或者像修复受伤的组织一样使我们得到恢复呢?有证据显示,睡眠在很多时候并没有增加机体组织的修复能力。但很有可能的是,大脑皮层和一些脑区只有在非 REM 睡眠阶段才可能得到某种形式的必要的"休息"。

睡眠的适应理论有许多形式。一些大动物专吃小动物,对于生活在猫头鹰和狐狸领地中的松鼠来说,在月光下寻食非常危险。松鼠最好的策略也许是整个晚上呆在其安全的洞穴里,而睡觉是达到这一目的的好方法。同时,睡觉是一种保存能量的适应行为。睡眠时,身体做的工作仅仅是为了维持生命,此时深部体温下降,温度调节机能被抑止,热量消耗则维持在较低水平。

9.1.3 睡眠与觉醒的脑机制

(1) 睡眠-觉醒调节

弥散性调制系统起最关键的作用。脑干 NE 能、5-HT 能及部分乙酰胆碱 (ACh)能神经元在觉醒期间活动。弥散性调制系统→丘脑→大脑皮层,控制大脑皮层的活动,阻断感觉信息传入到皮层调制系统,抑制运动神经元的活动。

(2) 上行网状激活系统

蓝斑的 NE 能、中缝核的 5-HT 能、基底前脑的 ACh 能细胞,在觉醒时活动,维持觉醒状态。

(3) REM 睡眠

蓝斑的 NE 能、中缝核的 5-HT 能神经元在 REM 睡眠时放电几乎为零。脑桥的 ACh 能神经元活动增加,诱发 REM 睡眠。当蓝斑的 NE 能、中缝核的 5-HT 能神经元重新开始活动时,REM 睡眠期终止。做梦时,脊髓的运动神经元被脑干抑制,下行的运动指令不能变成实际的运动。

(4) 觉醒状态的维持

各种感觉冲动的传入对觉醒状态的维持十分重要。选择性破坏动物中脑网状结构的头端,动物即进入持久的昏睡状态,脑电波表现为同步化慢波。如在中脑水平切断特异传导途径,而不破坏中脑网状结构,则动物仍可处于觉醒状态。因此,觉醒状态的维持与脑干网状结构上行激动系统的作用有关。静脉注射阿托品能阻断脑干网状结构对脑电的唤醒作用,因而认为参与脑干网状结构上行唤醒作用的递质系统可能是乙酰胆碱。

进一步的研究观察到,动物在注入阿托品后,脑电呈现同步化慢波而不出现快波,但在动物的行为上并不表现为睡眠。看来,觉醒状态的维持比较复杂,即脑电觉醒状态(呈现快波)和行为觉醒状态的维持有不同的机制。动物实验观察到,单纯破坏中脑黑质多巴胺递质系统后,动物在行为上不能表现为觉醒,对新异刺激无探究行为,但脑电仍可有快波出现。因此,行为觉醒的维持可能与黑质多巴胺递质系统的功能有关。动物实验中还见到,破坏蓝斑上部(去甲肾上腺素递质系统)后,动物脑电快波明显减少,但如有感觉冲动传入时,则动物仍能唤醒,脑电呈现快波,不过这种唤醒作用很短暂,感觉刺激一停止,唤醒作用即终止。所以,蓝斑上部去甲肾上腺素递质系统与脑电觉醒的维持也有关系,起持续的紧张性作用;而脑干网状结构上行激动系统(乙酰胆碱递质系统)的作用是时相性作用,它能调制去甲肾上腺素递质系统的脑电觉醒作用。

(5) 睡眠时的行走、讲话和尖叫——梦游

睡眠时我们的大脑并不是平静的,身体也不一定是静止不动的。在睡眠时讲话、行走和尖叫是很常见的,而这些现象通常发生在非 REM 睡眠阶段。出现这些情况似乎是令人惊讶的。要知道在 REM 睡眠阶段整个身体几乎都是瘫软的,也就是说即使在梦境的驱使下,你似乎也不会在 REM 睡眠阶段进行走动或说话。

睡眠时行走,也叫梦游症,在 11 岁左右最多见。虽然大约有 40% 的人在儿童期曾是梦游者,但却很少有人到成年时还有这种现象。梦游通常在夜里非 REM 睡眠的第 4 期发生。一个完整的梦游事件包括睁开双眼并在房间内和屋里屋外走动,甚至还知道攀登楼梯和避开物体。但此时的认知功能和判断力严重地削弱。由于梦游者正处在深度慢波睡眠中,他们很难被叫醒。最好的处理方法是牵着他们的手回到床上。第二天早晨醒来时,梦游者通常不记得前一晚上所发生的事。

几乎每个人都偶尔有睡眠中讲话或说梦话的现象。遗憾的是,梦话经常是杂乱无章的或毫无意义的,好奇的旁听者会对这种空洞的讲话感到失望。

更富有戏剧性的是睡眠恐怖现象,这在 5～7 岁的儿童中最为常见。一个女孩半夜突然尖叫起来,她的父母急忙跑到她的床边想知道什么东西吓着了她。这个女孩胡乱地叫着,但说不清楚为什么。在痛苦地尖叫和乱蹬了十几分钟之后,她终于静静地睡着了,把迷惑不解的父母亲留在一边。第二天早上她仍然那么欢快和兴高采烈,不见任何昨晚不幸事件所带来的阴影。睡眠恐怖与梦魇明显不同,后者是一种逼真而复杂的梦,而且做梦者的外表上是平静的,这一般发生在 REM 睡眠阶段。相反,睡眠恐怖出现在非 REM 睡眠的第 3 或第 4 期,其经历与梦不同,而是一种难以控制的恐惧感并伴随着心率加快和血压增加。这种症状通常随着年龄的增长而消失,不是精神疾病的一种症状。

9.1.4 梦

1. 梦和 REM 睡眠的功能

在人类许多古老的文明里,人们相信梦是通向更高一级世界的窗口,是获取信息、指引方向、权力或启示的源泉。如埃及法老曾梦见七头牛吃光了田里的草,于是祭师们认为这是暗示将有天灾和饥荒。中国唐朝的皇帝梦见两个金人飞翔在宫殿上方,于是引起佛教东传。也许他们是正确的,但是古老的智慧在解释梦的含义方面并没有达成共识。今天我们必须要问一问梦是否真的有意义。对梦进行研究

有许多困难。显然，我们不可能直接观察别人的梦，即使做梦的人也只有在醒来后才能了解梦境，而此时也许已经不再记得或者曲解了梦的体验。但由于可以客观地测量REM睡眠，因此现代对于梦的解释很大程度上依赖于对REM睡眠而不是对梦本身的研究。但是两者实际上并不相同。有一些梦可以不在REM睡眠阶段发生，而且REM睡眠的许多特征跟梦也毫不相干。

我们需要梦吗？目前没有大家认同的答案，但我们的身体似乎的确渴望REM睡眠。一种类型的实验，实验者在每次进入REM睡眠状态时被唤醒，这样特异性地剥夺REM睡眠，因为在入睡的最初一两分钟必然是非REM睡眠状态，经过积累就可以使整个晚上都成为相对纯粹的非REM睡眠。Dement首先观察到，剥夺REM睡眠的行为持续几天后，他们会比正常情况下更频繁地进入REM睡眠状态。当他们终于能够不受干扰地睡觉时，就会出现REM睡眠反弹，即他们会按照被剥夺REM睡眠的比例延长REM睡眠的时间。大多数研究还没有发现剥夺REM睡眠会引起白天的任何心理上的伤害。需要再一次指出的是，不能把对REM睡眠的剥夺解释成对梦的剥夺，因为即使剥夺REM睡眠，在开始入睡和非REM睡眠期间仍可做梦。

弗洛伊德曾提出许多梦的功能。在弗洛伊德看来，梦是伪装的满足愿望的方式，是一种性和攻击幻想的无意识表达方式，而清醒时这些幻想是不能实现的。噩梦也许能够帮助我们克服那些可以引起焦虑的生活事件。

近期关于梦的理论则更多地建立在生物学基础上。哈佛大学的Allanlobson和Robert McCarlev提出了一种"激活-合成"理论，明确地排除了弗洛伊德学派的心理学解释。取而代之的解释是，梦或者至少其中一些奇异的特征，可被看作是REM期间由脑桥随机放电导致的大脑皮层的一些联想和记忆。即脑桥神经元通过丘脑激活大脑皮层的不同区域并引起我们所熟知的形象和情感，而大脑皮层则试图把分散的形象合成为一个可以感知的整体。由于这种被"合成"出来的产物（梦）由脑桥神经元的半随机活动所引起，因此一点儿也不奇怪，这种梦可以是稀奇古怪的，甚至没有任何意义的。支持和反对"激活-合成"理论的证据都有。"激活-合成"理论的确可以解释梦的离奇性，以及与REM睡眠的密切关系，但无法解释脑干随机活动怎么能够触发梦里出现的各种复杂而流畅的故事，也无法解释为什么会一夜一夜地做着相同的梦。许多研究者认为，REM睡眠或者梦本身可能对记忆有重要作用，尽管现有的证据中没有一个是非常肯定的，但的确有一些有趣的线索。REM睡眠在某种程度上有助于记忆的整合和巩固。剥夺人和大鼠的REM睡眠可以损害多种学习能力。一些研究者发现，高强度学习可使REM睡眠时间延长。在一项研究中，以色列神经科学家Avi Kami及其同事们训练受试者在外周视野中辨认一些短小线段的朝向。由于视觉刺激的呈现时间很短,这一任务的难度很大。但经过数天的反复练习后,受试者完成任务的成绩有很大提高。令人惊奇的是,在经过一夜的睡眠后,早上的成绩比前一晚竟然也有提高。Kami 发现,剥夺受试者的 REM 睡眠,则经过一夜睡眠后,其学习成绩并没有提高,然而剥夺非 REM 睡眠却反而可以提高成绩。Kami 推测,这种记忆需要时间进行强化,而 REM 睡眠对记忆强化特别有效。有一种关于睡眠-学习的说法:一边愉快地打着瞌睡一边听着录音材料,考试科目就会自动被记住。这听起来是不是像学生们的幻想?遗憾的是,这就是一种不折不扣的幻想。没有任何科学的证据支持睡眠-学习。精心设计的研究显示,那些第二天早晨能回忆起来的内容基本上都是在短暂的觉醒阶段听到过的。事实上,睡眠处在一种严重的健忘状态。例如,我们绝大多数的梦似乎永远地被遗忘了。虽然每晚四或五个 REM 阶段中的各个阶段都会做许多梦,但我们所能回忆起来的只是醒来前的最后一个,而且我们常常无法想起半夜醒来时曾做过的事情。

梦和 REM 睡眠的功能迷惑了我们。但是没有任何证据可以证明或推翻前面讨论过的任何一种理论。事实上关于梦还有许多富有创造性的和看起来合情合理的观点,而其中最吸引人的是弗洛伊德的学说。

2. 梦的解析

弗洛伊德(1856～1939)是一位备受争议的科学家,即使 100 多年后,人们依然在讨论他的学说,支持和反对他的学说都大有人在。

弗洛伊德发现在人的意识背后,还深藏着另一种极其有力的心智过程——"潜意识"。后来,他发掘这种潜意识,并加以分析,最后导致了他的精神分析学整个科学体系的建立。"潜意识"是被心理抑制和压迫着的领域,经过外力的帮助可以转化为"意识"。而这种"潜意识"在未发现以前是不可测的。就其内容和倾向性而言,也有好有坏。这种内心秘密,如同一座冰山,在时间中漂流,大部分浸在无意识的海洋中,小部分"漂浮"在"意识"的层面上。正是这种关于"潜意识"的观念构成弗洛伊德的精神分析学的理论基础。

弗洛伊德对梦研究的动力是他对种种反科学的宗教迷信观念的厌恶。作为一个科学家,他认为物质世界的内在规律性是可以认识清楚的,即使是无形的人类内心的活动,也可以在人的机体内找出其内在的客观根源。梦,作为人的心理活动的一个组成部分,是人体内的复杂精神活动的一个特殊表现,其根源和人的其他精神活动一样,是在心理世界深处的潜意识,而这种潜意识,是人类早年实践活动的浓缩品和沉淀物,不论从个人或人类种族发展系列而言,归根到底,它都是实践的产物。

弗洛伊德关于"梦是愿望的达成"的理论是他论证潜意识活动规律的重要证据，也是他对梦进行分析后得出的第一个重要结论。弗洛伊德说："就像我们研究低等动物的构造以了解高等动物的构造一样，我们应该多多探讨儿童心理学，以了解成人的心理。"小孩子的梦，往往是很简单的"愿望达成"。为了证明这一点，弗洛伊德举了一个很有名的例证。他说有一次，带着邻居家一个十二岁的小男孩爱弥尔同去旅行。这个小男孩文质彬彬，颇有一点小绅士的派头，相当赢得弗洛伊德小女儿的欢心。次晨，小女儿告诉弗洛伊德说："爸爸，我梦见爱弥尔是我们家庭的一员，他称你们'爸爸'、'妈妈'，而且与我们家男孩子一起睡在大铺内。不久，妈妈进来，把一大把用蓝色、绿色纸包的巧克力棒棒糖，丢到我们床底下。"

在《梦的解析》一书中，弗洛伊德说："梦，并不是空穴来风，不是毫无意义的，不是荒谬的，也不是部分昏睡、部分清醒意义的产物，它完全是有意义的精神现象。实际上，它是一种愿望的达成，它可以说是一种清醒状态精神活动的延续，它是高度错综复杂的理智活动的产物。"

弗洛伊德分别阐述释梦的历史和方法，梦愿望的达成和伪装，梦材料的来源和运作方式以及梦的心理过程。他从性欲望的潜意识活动和决定论观点出发，指出梦是欲望的满足，绝不是偶然形成的联想，即通常说的"日有所思，夜有所梦"。他解释说，梦是潜意识的欲望，由于睡眠时检查作用松懈，趁机用伪装方式绕过抵抗，闯入意识而成梦。梦的内容不是被压抑与欲望的本来面目，必须加以分析或解释。释梦就是要找到梦的真正根源。由于弗洛伊德的理论涉及两性行为对梦的影响，尽管他的学说可以和达尔文的进化论相比，但是这两种学说在中国的传播和影响非常不同。可以说，大多数中国人，包括知识界的人士对弗洛伊德的学说了解甚少。

弗洛伊德将梦分为显相和隐义。显相是隐义的假面具，掩盖着欲望（隐义）。白天受压抑的欲望，通过梦的运作方式瞒骗过检查以满足欲望。

他认为梦的运作方式有以下几种：①凝缩，将多种隐义集中简化以一种象征出现。例如花是许多心爱事物的象征。②移置作用或译作转换，指将被压抑的观念或情调换成一种不重要的观念，而在梦中却居主要地位，如去园中赏花、采花。③戏剧化，将抽象的隐义变换成具体的形象。如一妇女梦见被马践踏，是代表她内心顺从了男友的要求。④润饰，或称加工改造，将无条件的东西精心制作改造为有条理的梦境，以便蒙混过关。释梦就是将上述种种伪装（化装）揭开，从显相中寻求隐义。

9.2 学　　习

学习是我们和其他的动物从外部世界获得知识的过程。记忆是贮存这些知识的过程。虽然最低等的动物都有能力从它的环境中学习,但是很明显的是人类的这种能力达到了最高级的形式。

9.2.1 非联合型学习

包括习惯化和敏感化。习惯化就是在反复刺激的过程中,因刺激而引起的行为反应减弱。海兔(一种海洋中的无脊椎动物)缩鳃肌的收缩反射被用于习惯化的研究中(如图 9.3 所示)。多次重复无伤害刺激后海兔的缩鳃反应就减弱了。用微电极细胞内记录的方法,观测在习惯化过程中跨膜电流的变化,发现 Ca^{2+} 的内流被阻断。同时突触前递质释放量减少。在实验中观测到支配缩鳃肌的运动神经元 EPSP 幅度与习惯化过程相平行地逐渐降低。

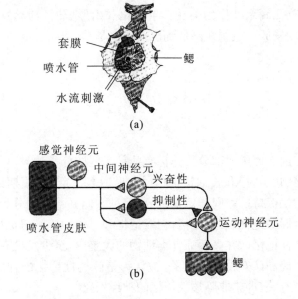

图 9.3　海兔缩鳃反射的神经元回路(引自 Eric R. Kandel,*Essentials of Neural Science and Behavior*,2003)。

敏感化又称假条件反射,指在某种刺激(通常是强刺激)后,对该种刺激的反应明显增强的现象。中国有一句俗话,叫做"一朝被蛇咬,十年怕井绳",就是敏感化的例子。近些年来,人们利用海兔的缩鳃反射实验来研究敏感化的细胞基础。实验结果表明强的电刺激会激活伤害性感受器,感受器和缩鳃反射通路上感觉神经元的突触前末梢相连结,并释放 5-HT 激活感觉神经元上的特殊受体。进一步使感觉神经元膜上的 K^+ 离子通道蛋白质磷酸化。这种修饰作用会使动作电位中的钾电流减弱,从而延长了下降相而导致钙内流的增加,而钙内流的增加又会使神经递质的释放增加,对刺激的反应增强。

9.2.2 联合型学习

经典条件反射指一个条件刺激和一个非条件刺激分别引起的两种行为反应之间可建立起联系。如狗经过训练,听见铃声也会分泌唾液。

操作式条件反射指动物完成一个正确的操作,就会得到奖赏或避开处罚。就是说在某种刺激后出现反应,如果这种反应是适当的,则予以强化。在 1961 年,J.Olds 等发现,操作式条件反射能引起脑内单个神经元的条件化。如把清醒猴运动神经元的冲动发放频率指示在被照明的刻度盘上,当发放频率超过预先调整好的水平时,给动物几滴果汁作为奖赏。条件化开始形成时,冲动发放频繁而强烈,如不给奖赏,冲动发放率就很快降低到以前的水平。

9.3 记　　忆

记忆是学习的必要组成部分。记忆有几种不同的分类法。一般把记忆分为短期记忆(几分钟到几小时)和长期记忆(几周,几月到几年)。短期记忆和长期记忆之间主要是以记忆保持的时间长短来区分,但是它们又不能划分严格的时间界限。短期记忆可分为影像记忆、即刻记忆、初级记忆和工作记忆。记忆也可以分为陈述性记忆和非陈述性记忆。在高等哺乳类动物的大脑内,至少发现有两种记忆系统。一个是与边缘系统和认知性记忆有关,被认为是陈述性记忆的神经回路。另一个是与基底神经节有关,即是非陈述性记忆的神经回路。

9.3.1 记忆的定位

直到 19 世纪中叶,大多数学者都怀疑记忆的功能能够被定位在脑的特殊区域这一观点。1861 年,Broca 医生发现损伤了大脑的左侧额叶额中回(Broca 区)将产生特殊的语言障碍,即运动性语言障碍。

随着语言功能被定位,神经科学家开始研究是否记忆也可以被定位。最近的研究工作表明,大脑许多区域并不包含记忆。不同类型的记忆和大脑的不同的区域相关联,进一步来讲,不同类型的记忆被贮存在大脑的不同部位。

科学探索的过程总是由难到易,由表及里。对大脑皮层的研究也是如此这样。最初的研究是揭开脑颅骨,研究表面皮层,如中央前回、中央后回等,之后研究逐步深入至大脑的额叶底部、颞叶内侧部等,以寻找记忆在大脑中的位置。加拿大科学家 Wilder Penfield 为人类的大脑中首次定位记忆的过程提供证据。Penfield 是 Charles Sherrington 的学生,是在蒙特利尔市神经学研究所工作的神经外科手术医生。至今加拿大蒙特利尔市的一条街道仍以 Dr. Penfield 命名,这条街道穿过麦基尔大学和神经外科医院。Sherrington 在一个麻醉后的猴子的大脑皮层上描绘出运动代表区域。在 20 世纪 40 年代,他建议他的学生 Penfield 用同样的方法来描绘人类大脑皮层的运动、感觉和语言功能。因为脑实质的本身没有痛感受器,脑外科手术是在无痛和局部麻醉下进行,病人是完全清醒的,所以这些病人能够描述他们的感觉,说出不同的电刺激应用于不同的脑皮层区域后的感觉。

Milner 在加拿大蒙特利尔市麦基尔大学心理学系和 Donald Hebb 一起工作,同时和 Penfield 一起合作研究。她首次发现人脑中存在多重记忆系统。他们研究一个由于癫痫而切除了两侧海马的病人。这个病人失去了某些有关人、地点和事件的记忆,但是他对于运动技巧记忆得相当好。后来以此为证据,他们把记忆分为互相独立的陈述记忆和非陈述记忆。

9.3.2 记忆分为陈述性记忆和非陈述性记忆

1. 陈述性和非陈述性记忆

心理学家已经广泛地研究了学习和记忆,并对不同类型的学习和记忆加以区别。其中很有意义的是对陈述性记忆和非陈述性记忆的区别。我们了解事情是什么,我们获得的知识是人、地点和事件,那是能够意识到的。这种记忆称作为陈述性记忆。我们学会如何做一件事情需要的是运动和感知的技巧,而不需要意识,这种记忆被称作非陈述性记忆。例如,在打字机上迅速地击打键盘,输入文字,是一种非陈述性记忆;而弹钢琴则包含有陈述记忆,因为钢琴的声音会表达一种感情色彩在里面。典型的非陈述性记忆为程序性记忆,即对技巧、习惯和行为的记忆,如我们学会骑自行车、打字等。非陈述性记忆还包括习得性恐惧。

通常,陈述性记忆是有意识的回忆,而非陈述性记忆则不是。即使没有有意识的回忆过程,我们学会的技巧反射和情感也可以顺利地展现出来。正如人们常说的,你永远不可能忘记如何骑自行车。你可能不能精确地记得哪天你第一次自己骑上自行车(记忆的陈述性部分),但一旦你骑上自行车,就会记得怎么去骑(记忆的程序性部分)。非陈述性记忆通常被称作内隐记忆,因为它来源于直接经历。而陈述性记忆通常被称作外显记忆,因为它有更多意识成分的参与。

这两类记忆的另一区别是陈述性记忆通常容易形成,也容易被遗忘。相比之下,形成非陈述性记忆需要长时间重复练习,但这些记忆不太可能被遗忘。大家可以想想记住外国首都的名称和学习骑自行车之间的不同。然而,大脑能够存储的陈述性记忆的数量是没有明确限制的,各人新信息获得的难易程度和速度各不相同。对记忆力特别好的人的研究表明,他们存储陈述性信息的量特别大。

2. 长时程记忆和短时程记忆

长时程记忆指几天、几月或几年前贮存的信息仍能再现的记忆。并非所有信息都会长期贮存。昨天晚饭你吃了些什么,也许你能毫不困难地想起来。但一个礼拜前的晚饭吃了什么呢?你可能早已忘得一干二净了。因此,区分短时程记忆(昨晚的晚饭)和长时程记忆很有用。短时程记忆持续几秒到几小时,而且易于被破坏。例如,头部创伤或电惊厥休克会使短时程记忆消退。但同样的损伤作用对很久以前存储于脑中的记忆(如幼时的记忆)却没有影响。由此可知,短时程记忆的内容会逐渐通过一个记忆巩固的过程而转变成一种永久存储的形式。然而记忆巩固过程并不一定需要短时程记忆作为中介,两种类型的记忆可能同时平行存在。这说明这两种记忆具有不同的机制。一般在病人昏迷后,医生要求家属不断呼唤病人的名字,以便唤醒他,因为病人自己的名字是他的长期记忆。

短时程记忆经常需要理智地保留信息。当有人告诉你他或她的电话号码时,通过反复默念,你在一段时间内能记住它。若这个号码太长(如加上了另一个国家的代码),你就难以记住它了。通常,可以通过衡量一个人的数字广度来研究短时程记忆。这个数字广度就是一个人听到一串随机组合的数字串后能重复念出的数字的个数。一般正常的数字广度是 7 ± 2 个数字。

有报道说,有些病人的皮层损伤后,对于来自一种感觉系统的信息的短时程记忆可能是正常的(如他们和其他人一样,能记住许多书面的数字),但对于来自另一感觉系统的信息可能会有缺损(如他们不能记住一个先前听到的数字)。这种不同模式下,不同数字广度的现象,说明脑中存在多个信息短暂存储区域。

3. 陈述性记忆在新皮层的存储部位

(1) 根据 Hebb(加拿大麦基尔大学著名生理学家,提出了突触可塑性理论)的理论,如果一条记忆痕迹只来自于一种感觉信息,它很可能位于与该感觉有关的皮层区。例如,若记忆痕迹只依赖于视觉信息,则预计它可能贮存于视觉皮层。科学家们对猴子视觉分辨的研究和这一设想不谋而合。

以猴为实验对象的研究发现,短尾猴经过训练可获得视觉分辨能力(例如,它们能根据物体的形状分辨成对的物体,并能学会将某个物体与食物奖赏相联系起来)。当猴子熟练掌握这种分辨技能后,损伤它颞叶下部高度有序的视觉中枢,即颞下回皮层区(IT 区)。损伤后,尽管猴子的基本视觉能力是完好的,它却不再具备视觉分辨能力。这些做完手术的猴子不再能记住与奖赏相关的刺激形状。Lashley 的实验提示我们,记忆贮存于皮层。而就此视觉特异性技能而言,记忆似乎贮存于高度有序的视觉皮层。换句话说,颞下回皮层区既是视觉中枢,也是记忆贮存区。即脑的皮层区既能加工感觉信息,又能贮存记忆。

通过功能核磁共振成像(fMRI)来研究人类的记忆部位,发现对面孔的辨识可特异性激活大脑的一小部分区域。其他 fMRI 实验揭示了对一系列不同物体的特异性反应。例如,在一个实验中,受试者看到了不同的鸟和车的画片。每个人都能认出一些鸟类和车型,但鸟类专家(护鸟人)和轿车专家(车迷)都善于识别他们各自工作对象的细节。他们看既有鸟又有车的画片时,大脑的反应是不同的。鸟类专家的外纹状视皮层被鸟的画面激活的程度比被其他物体(如车)强得多。相反,轿车专家对车子画面的反应特别强烈。又例如,给成年男性和女性看异性的裸体和房子的图片,对于裸体照片男性大脑的反应比女性强,而对于房子的照片则是相反的反应。

(2) Wilder Penfield 研究了大脑新皮层在存储陈述性记忆痕迹中的作用。根据 Wilder Penfield 的工作,在给严重的癫痫症患者进行手术治疗,切除发作区前,电刺激患者大脑的不同部位观察病人的反应。刺激体感皮层(顶叶中央后回)时,病人皮肤有麻痛感,而刺激运动皮层(额叶中央前回)会引起特定的肌肉痉挛。电刺激颞叶偶尔会引起比刺激大脑其他部位更复杂的知觉。Wilder Penfield 发现许多病人都似乎曾产生幻觉,或者勾起对往事的回忆。这与颞叶的癫痫发作能引起复杂知觉、行为和记忆的报道一致。Wilder Penfield 曾这样描述手术的情况:手术时,刺激病人右侧第一颞回的前部,他说:"我仿佛在学校的浴室里。"5 min 后,即在其他部位进行阴性刺激后,电极几乎插到颞叶的同一点。病人说了"街拐角"的一些事。外科医生问他"在哪儿",他回答"Indiana 州的 South Bend,Iacob 街和 Washington 街的拐角"。当请他解释一下时,他说他正看着年轻时的自己。

另一个病人陈述了相似的回忆。当她的颞叶皮层被刺激后,她说:"我好像听到在什么地方一个母亲正在喊她的小儿子,这好像发生在好几年以前。"当刺激了另一个部位时,她又说:"是的,我听到了许多声音。是深夜在什么地方狂欢——有些像一个流浪的马戏团……我刚看到许多他们装动物的拖车。"

这些病人又再一次经历了过去曾经历的感觉,是不是因为记忆被电刺激激发出来了?这是否意味着记忆贮存于颞叶的新皮层?仅仅依赖这些实验来回答这些问题很困难。一种解释是,感觉是对往事的回忆。只有刺激颞叶才能产生这种感觉,说明颞叶在记忆贮存中起着特别的作用。然而有些发现不能明确支持这一假设,即记忆痕迹可被电刺激激活。例如,有时,切除了被刺激的部分颞叶,在刺激颞叶的其他部位时也能唤起相同的记忆。换句话说,"记忆"没有被切除掉。而且值得关注的是,只有少部分病人报告了复杂的感觉,而这些病人除患癫痫外,皮层还有其他一些病变。

没有办法鉴定颞叶刺激引起的复杂感觉是不是被唤起的记忆。但是,刺激颞叶和颞叶癫痫发作的结果与刺激皮层其他部位截然不同。

(3)人们进一步研究了颞叶和陈述性记忆的关系。颞叶位于颞骨下面,之所以称为颞(temporal),是由于颞部的头发是随着年龄的增大而最早变白的。将颞叶与时间相联系起来是幸运的,因为已有相当多证据表明,脑的这个部位对记住往事是特别重要的。颞叶中的颞叶新皮层是长时程记忆的贮存部位。颞叶中还有海马和其他结构,它们对陈述性记忆的形成也是至关重要的。

颞叶对学习记忆特别重要,切除双侧颞叶会对学习记忆功能产生很大影响。Klaver 和 Bucy 的研究表明,猴子在颞叶切除后,除了一些异常外,对环境的反应相当独特:猴子进屋后,将东西一样样放入嘴里,能吃的就吃了,不能吃的就扔了。它们的行为表明:他们的知觉基本没有缺损。用 Kinver 和 Bucy 的话说,它们表现出的是"心智盲"——尽管它们能看见,但不能理解眼睛看见的是什么。它们会一次次地捡回一个不能吃的东西,放进嘴里,再吐掉。这种识别事物的障碍可能与颞叶的记忆功能有关。

有关人类的颞叶和记忆功能的关系是在一位病人 H.M. 身上进行的。这是一个著名的病例,即颞叶损伤引起的遗忘症,这个病例进一步证明了颞叶对记忆的重要。H.M. 从大约 10 岁开始就有轻微的癫痫发作,随着年纪渐长,病情愈发严重,发作时痉挛、咬舌头,而且意识丧失。尽管病因还不清楚,但可能与他 9 岁时从自行车上摔下来过有关,当时他昏迷了 5 min。高中毕业后,他找了份工作,尽管服用了大量抗癫痫药物,但发作的频率和严重程度却日益增大,以至于不得不放弃工作。1953 年,H.M. 27 岁时做了个手术,切除了双侧长约 8 cm 的内侧颞叶,其中包括皮层、下面的杏仁核和海马前面的 2/3，这是缓解发作的最后方法。在减轻发作这方面，手术是成功的。

切除大部分颞叶对 H.M. 的知觉、智力或性格没什么影响，H.M. 仍活着，他在各方面似乎都是正常的。但是这个手术使他得了严重的遗忘症，他连基本的人类活动都不能进行。H.M. 对前几年的事有部分的逆行性遗忘。更严重的是，他有极度的顺行性遗忘症——尽管他能记得许多小时候的事，但记不住 5 min 前才见过的人。加拿大 Montreal 神经学研究所的 Brenda Milner 博士对 H.M. 进行了 40 多年的研究，但每次见到他，她都要自我介绍一下。Milner 说，似乎 H.M. 忘事的速度和事情发生的速度一样快。如果告诉他一个数字，然后将他的注意力转移，H.M. 不仅忘了那个数字，连曾要求他记住那个数字的事都忘了。当 H.M. 离开他 1953 年住的老房子而搬到一个新家后，他因此认不得自家附近的路。他总是低估自己的年龄，而且不能认出自己的近照。

为了说明 H.M. 遗忘症的本质，我们必须将 H.M. 失去的和保留的记忆进行比较。他记得他的童年，因此手术时已形成的长时程记忆及回忆这些往事的能力没有被破坏。他的短时程记忆也是正常的。例如，通过反复练习他能记住一串 6 个数字（尽管任何打扰都会使他忘掉）。他失去的只是形成新的陈述性记忆的能力。重要的是，他还能学习。科学家们是怎样在 H.M. 身上发现内侧颞叶的记忆功能？Brenda Milner 是麦基尔大学 Hebb 教授的一名研究生，她的课题主要研究癫痫和人脑手术后颞叶损伤对病人的影响。在手术室医生会刺激清醒病人的皮层，并使他们产生复杂的幻觉，任何人都会对这种现象感到震撼。Penfield 确信他刺激了形成过去经历的部分神经物质，这些物质是对往事的连续性记录。实验心理学家们对这种记忆类似于录音机的观点似乎难以置信。

医生对大多数病人仅做了单侧脑手术，手术对病人的行为没有什么影响。但是令 Milner 震惊的是，有两位病人单侧内侧颞叶切除后，出现了严重的顺行性遗忘症。Milner 推测这两位病人手术对侧的大脑半球必定也有损伤，只是手术前没有查出来。后来她碰到一位神经外科医生，说有个病人双侧内侧颞叶切除后也出现类似的记忆损伤。这个病人就是现在众所周知的 H.M.。Penfeld 让 Milner 去 Hartford 研究这个病人。严重的癫痫发作彻底扰乱了 H.M. 的生活，在医生为他做手术前，他用过许多药物，且每种药的剂量都接近中毒剂量。他很迟才高中毕业，而且保不住一份工作。他没有社会生活，他的财产几乎一无所有。

切除内侧颞叶没有影响 H.M. 的推理能力。他能重复一小串数字或类似的任务。难以置信的是，Milner 发现他不断重复练习后至少能记住一个三位数达 15 min，他会利用精确的记忆术将 3 个数字联系起来。但是，只要他抛开一件事开始记另一件事时,他就会忘记先前记着的事。如果整个早上 Milner 都和 H.M. 在一起,且只有他们两个人,然后 Milner 出去吃午饭。回来后走进等待室经过他身旁,尽管 H.M. 很有礼貌,但他不打招呼,因为他认不出 Milner。这现象表明在很快被遗忘的第一级记忆与长期贮存信息的第二级记忆(H.M. 的已被破坏)之间是有区别的。

Milner 发现 H.M. 学习镜像画画毫无困难。他能学会看着镜子中自己的手画画,任何人学这项任务都需要反复练习。奇怪的是,他学会了新的技能,却不记得教他的具体过程(学习的陈述性部分)。尽管他的学习是正常的,在最后一次训练结束时,他不记得以前曾做过这项练习。这是毫无熟悉感的学习。现在我们意识到在脑的断离损伤后会出现这种状况,但当时这是相当令人震惊的。这种现象也是证明脑中的记忆系统不止一个的早期证据。

和人类不同,猴子在类似的双侧损伤后仍能进行正常的视觉辨别学习。在 1978 年,这项研究有了重大突破,Mortimer Mishkin 损伤猴双侧内侧颞叶后,猴子进行一次性物体识别的能力严重破坏。这和 H.M. 一样。H.M. 不能完成一次性练习,即非语言延缓匹配作业。两侧颞叶损伤的猴子与 H.M. 脑损伤是一样的,但猴子仍能做一些 H.M. 不能做的事,据此推测其原因一定是猴子是以不同的方式学习。H.M. 遗忘症的特征进一步证明,程序性和陈述性记忆及长时程和短时程记忆的神经解剖学部位和神经机制都不同。通过观察新的陈述性记忆的加工和巩固的过程,我们可以研究内侧颞叶在学习和记忆中的作用。

(4) 在观察了外侧颞叶的记忆功能的同时,也对内侧颞叶和记忆过程展开了富有成效的研究。在内侧颞叶,有一组相互联系的结构在陈述性记忆的巩固中起重要作用:主要是海马、附近的皮层及这些结构和大脑其他部分相连接的通路。海马是侧脑室内侧折叠的结构。海马腹侧是三个重要的围绕着嗅沟的皮层区:内嗅皮层,它位于嗅沟的内侧顶部;嗅周皮层,它位于嗅沟的侧面顶部;旁海马皮层,它在嗅沟的外侧(我们将内嗅皮层和嗅周皮层称为嗅皮层)。内侧颞叶接受来自大脑皮层联络区的输入信息,它含有来自所有感觉模态的精细加工的信息。例如,颞下视觉皮层投射入内侧颞叶,但较低级视觉中枢如纹状皮层不这样投射。这意味着前者输入的复杂的外界信息可能是与行为有关的重要的感觉信息,而不是反映简单特征。输入的信息经嗅皮层和旁海马皮层到达海马。从海马输出的一条重要途径是穹窿。双侧海马发出的穹窿,先是向上和向前伸展,逐步靠拢,合并形成穹窿联合。再向前行走一段后,双侧穹窿又各自分开行走,绕过丘脑,末端终于下丘脑的乳头体。

人类遗忘症的一个动物模型是颞叶切除的后遗效应,特别是 H.M. 的遗忘症,都是强有力的例子,表明内侧颞叶的一种或多种结构,对陈述性记忆的形成是必需的。若破坏这些结构,就会引起严重的顺行性遗忘。目前已经对记忆形成所必需的内侧颞叶内的特殊结构进行了大量研究。其中绝大多数用实验切除术来评价切除颞叶的某些部分是否影响记忆。

在这些研究中,因为短尾猴的大脑和人脑在许多方面都很相像,因此,经常用它们进行人类遗忘症的深入研究。它们经常被训练完成一项名为延缓性非匹配样的任务(DNMS)。在这类实验中,猴子面前放一张有几个凹槽的桌子。它先看到桌上放有一个物体盖在一个凹槽上,这个物体可以是一个木块或粉笔擦(刺激物)。训练实验猴子掀开物体找到凹槽里的食物。当猴子拿到食物后,它面前就放下一个幕布,让猴子一段时间内看不到桌子(延缓的时间间隔)。最后,让猴子再看到桌子时,桌上有两个物体分别盖着两个凹槽:一个跟起先放的一样,另一个是不同的。然后猴子掀开新物体(不匹配的物体)以拿到食物。正常的猴子能很容易地学会并执行这个任务,可能是因为这符合它对新事物的好奇,两次刺激之间的间隔从几秒到10分钟,猴子取不匹配刺激物的正确率达90%。在DNMS实验中,因为需要判断以前是否见过某个刺激物,所以这种记忆被称为识别记忆。可以这么认为,如果动物能在几分钟的时间延迟后执行该任务,它一定对这事物形成了长时记忆。

在20世纪80年代早期,美国国立精神卫生研究院的Mortimer Mishkin和他的同事以及San Diego加利福尼亚大学的Larry Squire和他的同事进行了一系列实验。实验表明,短尾猴两侧的内侧颞叶损伤后很难执行DNMS任务。但若刺激延缓的时间很短(几秒钟),它几乎仍能正常地执行这个任务。这点很重要,因为它表明切除术后,猴子的知觉仍是完好的,它能记住DNMS过程,但当延缓时间从几秒增长到几分钟,猴子在取不匹配物体时,错误越来越多。损伤后,猴子记忆哪个物体已拿过的能力降低。这种行为表明,若延缓时间太长,它就会忘记刺激物。这种损伤后识别记忆的缺失和记忆模式无关,因为当猴子改成触摸而非看事物时,这种记忆的缺失仍然存在。

内侧颞叶损伤的猴子给人类遗忘症提供了很好的模型。对H. M.而言,遗忘涉及的是陈述性记忆,而不是程序性记忆,多是顺行性的而非逆行性的;而且,长时程记忆的损伤比短时程记忆严重。最初发现在猴子中造成识别记忆缺失的损伤区相当大,包括海马、杏仁核和内嗅皮层。损伤中的关键结构一度被认为是海马和杏仁核。但是现在表明,单一杏仁核的损伤对该类记忆无影响,仅损伤海马只能引起相对缓和的遗忘。例如,Squire研究了一位名字缩写为R. B.的病人,该病人由于手术时缺氧而造成两侧海马损伤,尽管R. B.在形成新的记忆时也有障碍,但和H. M.相比,顺行性遗忘的程度不严重。最严重的记忆缺失与嗅周皮层的损伤有关。

研究表明，嗅沟内及周围皮层和海马一起对来自联络皮层的信息进行重要的转化。一种推测是，可能是这些内侧颞叶结构将记忆引入皮层加以巩固。但是，除此之外，它们也可能作为必需的中间加工阶段。这些皮层区也可能有其他一些功能。H.M.或 R.B.可能有一些逆行性遗忘。因此，记忆可能先暂时贮存于内侧颞叶的皮层，最后再转入新皮层以便永久贮存。

（5）除了颞叶的内、外侧，深部海马及嗅皮层等和记忆相关，间脑和记忆的形成过程也有关联。内侧颞叶的损伤能引起严重的遗忘，但脑内其他部位的损伤也能破坏记忆。除颞叶外，另一和记忆最相关的脑区为间脑。和识别记忆过程相关的三个间脑区为：丘脑的前核、背内侧核及下丘脑的乳头体。如前所述，海马结构的主要输出是一束轴突组成的穹窿。这些轴突大部分投射到乳头体。在乳头体换元后，乳头体内的二级神经元投射到丘脑的前核。从海马到下丘脑，到丘脑前核，再到扣带皮层形成一个环路，这是我们熟悉的，即 Papez 环的一半。丘脑背内侧核也接受来自颞叶结构的传入信息。

猴子丘脑中线部位大范围损伤，会严重影响其执行 DNMS 任务的能力。这些损伤破坏了丘脑的前核和背内侧核，引起乳头体的逆行性退变。只限于背内侧核或前核的双侧损伤会产生明显的缺失，但较轻微。还有少量数据表明，若只损伤乳头体，引起的缺失更轻微一些。多年的研究表明：人类遗忘症和间脑损伤有关系。一个例子就是对病人 N.A.的观察。1959 年，N.A.21 岁时，在美国空军担任雷达技师。一天他正坐在自己兵营内组装一个模型。同屋的人在他后面玩一个微型钝头剑。N.A.不小心转了一下身体，被刺到了。剑头穿过了他的右鼻孔进入他左侧大脑。许多年后，计算机成像表明，尽管可能还有其他部位的损伤，但最明显的损伤在他的左侧丘脑背内侧核。N.A.康复后，他的认知能力还正常，但记忆力被破坏了。他有大约两年的逆行性遗忘和相对严重的顺行性遗忘。尽管比较粗略，但他能记住事故后几年内的一些人和事。他无法看电视，因为插播广告时他就会忘记前面放的内容。在某种意义上，他活在过去，喜欢穿以前熟悉的衣服，留那时的发型。

虽然 N.A.的遗忘比 H.M.弱，但性质是相似的。他们都保留短时记忆，能回忆往事，智力正常。除了很难形成新的陈述性记忆，他对事故前几年还有逆行性遗忘。内侧颞叶和间脑损伤后的类似效应表明，这些相互关联的区域是记忆巩固系统的一部分。

Korsakoff 综合征为间脑在记忆中的作用提供了进一步的证据。Korsakoff 综合征通常由慢性酒精中毒引起，症状为意识混乱、虚构、严重记忆损伤和冷漠。由于营养不良，酗酒者会缺乏维生素 B_1，从而导致眼睛活动异常、不能协调及震颤。补充维生素 B_1 能治愈这种病。倘若未进行治疗，维生素 B_1 缺乏能导致大脑结构性损伤,即使再补充维生素 B_1 也没用。这种结构性损伤就是 Korsakoff 综合征。尽管不是所有的 Korsakoff 综合征都与大脑同一部位的损伤有关,但损伤通常都在丘脑背内侧核和乳头体。

除了顺行性遗忘,Korsakoff 综合征还会有严重的逆行性遗忘,比 N. A. 和 H. M. 的更严重。在 Korsakoff 综合征中逆行性遗忘和顺行性遗忘的严重性没有很大相关性。这和已讨论的其他遗忘症是一致的,表明记忆巩固(顺行性遗忘时被破坏)和记忆再现(逆行性遗忘时被破坏)的机制截然不同。根据一小部分类似于 N. A. 的病例,研究者们猜测与间脑损伤有关的顺行性遗忘,是由于损伤了丘脑和乳头体。虽然哪种损伤引起了逆行性遗忘还不清楚,但已经知道除了间脑损伤外,Korsakoff 综合征病人有时还有小脑、脑干和新皮层的损伤。

(6) 海马的记忆功能。内侧颞叶的一个重要作用就是参与陈述性记忆过程和巩固过程但对大鼠海马的研究表明,它参与各种各样学习的记忆功能。在训练这种学习任务前,让我们先看看海马的生理学及其被损伤的后果。

Johns Hopkins 大学的 David Olton 和同事设计了一种辐射迷宫实验,训练大鼠在迷宫中取得食物,这个实验可揭示海马的记忆功能。实验装置包括中央平台及辐射出的若干条路径或通道。若把一只正常的大鼠放入这个迷宫,它会搜寻到每个路径末端的食物。经过训练,大鼠只须经过迷宫每条路径一次,就能熟练地找到所有食物:大鼠穿过迷宫时,利用视觉或其他迷宫周围的线索来记住哪里已去过,不必重复经过那些路径。Olton 将这种记住已经经过的路径的记忆称为工作记忆。工作记忆更通常指保留那些用于指导进行性行为的信息。

实验大鼠被放入迷宫前,海马就被破坏,海马损毁大鼠的行为方式将与正常大鼠不同。某种意义上,这样的大鼠似乎还是正常的,它们能学会穿过迷宫的各条辐射臂,并吃到放在其末端的食物。但和正常大鼠不同的是,海马损毁大鼠的学习效率很低。它们会不止一次地进入同一辐射臂,需要很长时间才能找到所有的食物。就它们进入辐射臂找到食物而言,似乎它们能学会这个任务,但它们不能记住哪条路已走过。

对辐射迷宫实验稍作改变可发现,海马损伤可引起重要而精细的功能的缺失。譬如不在迷宫路径的每个末端都放置食物,只在某些固定辐射臂末端放食物。几次练习后,正常大鼠可学会回避那些没有食物的辐射臂。同时它能学会有效地穿过有食物的辐射臂取食,即每个辐射臂只去一次。海马损伤的大鼠如何完成这个任务呢? 它们和正常鼠一样能学会避开没有食物的辐射臂。但它们反复搜寻有食物的路径,很浪费时间。这是不是有点奇怪? 海马损毁大鼠能学会回避无食物的辐射臂,而脑损伤只破坏了记住已走过辐射臂的能力。显然,问题的关键在于大鼠每次进入迷宫,无食物辐射臂的位置是不变的。而已取过食物的辐射臂在每次练习中都是不同的,记住这样的信息需要工作记忆。

20世纪70年代早期,University College London的John O'Keede和同事进行了一系列有关位置神经细胞的实验。实验表明,大鼠在所处环境的某个特定位置时,海马内许多神经元有产生选择性反应。假设我们在大鼠海马内植入一个微电极,让它在一大盒子内乱跑。开始时,细胞是安静的,但当大鼠进入盒子的西北角时,植入电极记录的神经细胞开始放电。当它跑出那个角落时,放电就停止。当它再次回到那个角落时,神经细胞又开始放电。只有当大鼠在盒子的某一部分时,神经细胞才放电。这个引起细胞产生最大反应的位置就称为神经元的位置域。研究人员又试着植入另一根电极记录另一个海马细胞,它也有一个位置域,但这个神经元只在大鼠进入盒子中央时才放电。因此,这些神经元被称为位置神经细胞。

在某些方面,位置域同感觉系统的神经元感受野类似。例如,位置域的位置与感觉输入(如环境中的视觉刺激)有关。在实验中,研究人员把大鼠放入盒子,在4个角落上画上图像,如西北角上画颗星星,东南角上画个笑脸等。设想只当大鼠在盒子靠近星星的西北角时某个细胞有反应,假设将这大鼠取出盒子并蒙住它的眼睛。然后研究人员悄悄地将这个盒子转180度,这样西北角有笑脸,东南角有星星。此时我们先前研究的那个细胞是对大鼠在西北角有反应,还是对大鼠抵达星星所在处(东南角)有反应呢?研究人员将大鼠放回盒子并掀掉眼罩。大鼠开始探寻,当它进入有星的角落时,神经元开始变得很活跃。这表明至少在某些条件下,细胞的反应主要来于视觉刺激。

虽然位置细胞在某些方面和感受区细胞相似,但也有很大区别。例如当大鼠已经对每个角落的图像熟悉后,即使我们关掉灯不让它看到位置标记物,当它进入西北角时,神经元仍会兴奋。显然,位置细胞的反应和动物所认为的自己的位置相关。如果有明显的视觉线索如星星和笑脸,位置域的产生就以这些线索为依据。但若没有线索(如关灯后),只要大鼠有足够时间搜寻环境,并感觉自己身在何处,位置细胞仍对位置有特异性反应。

进行前面提到的辐射迷宫练习,大鼠可以利用位置细胞编码所处的位置。关于这方面特别重要的发现是位置域的动态活性。例如,先让一只大鼠进入小盒子,并确定几个细胞的位置域。然后在盒子一边开一个洞,让它进入更大区域。开始在盒子外面没有位置域。但当大鼠搜寻新的扩大了的环境后,一些细胞在小盒子外形成了位置域。这些细胞似乎在下意识地学会改变它们的感受野,以适应环境。很容易让人想到,这些细胞参与了辐射迷宫中对已走过路径的记忆过程。如果它们参与了迷宫学习,破坏海马肯定会影响大鼠的工作记忆。

人类大脑中是否有位置细胞还不知道。但是正电子发射断层扫描术（PET）的研究表明，当人们虚拟或想像着识别穿越某个地方时，海马被激活。在一个实验中，受试者位于 PET 机器内看电脑显示器内的电子游戏。通过按钮他们能在虚拟的小镇中穿行，往前、往后或转弯。当受试者学会了在虚拟小镇兜风，他们从任一起点到达一个指定的终点时，就记录下他们大脑的活动。在对照实验中，该受试者走相同的路径，从同一个起点到终点，但有箭头指向正确的终点。此时，他们不必考虑如何行走。当受试者需要考虑如何行走时，右侧海马和左侧尾核尾部的活性升高。反复实验都表明两侧脑半球的激活是不同的，这现象非常有趣。但我们主要关注的是，人进行空间探索时海马被特异激活，这和大鼠是一样的。而尾核的激活反映了活动计划。在一个有趣的实验中，当有经验的出租车司机想像着正在伦敦复杂的街区内穿行时，能观察到其脑内的海马表现出相应的活动。

对海马进行了许多讨论之后，研究人员似乎觉得能够确定海马的作用。首先，我们看到辐射迷宫实验，这个实验需要记住已走过的路径，这种记忆在海马损伤后被破坏了。第二，海马神经元位置细胞的反应表明，这些神经元专门进行位置的记忆。这和 O'Keefe 的假设是一致的。O'Keefe 认为，海马专门用于"绘制"环境的空间地图。不可否认，在某种意义上，至少在大鼠身上，海马对空间记忆起着重要作用。但是，有人认为这不是对海马的最佳描述。在 Olton 刚开始用辐射迷宫进行研究时，他发现海马损伤与工作记忆缺失有关。大鼠不能记住新获得的信息（如迷宫中已走过的路径），因此工作记忆可能是海马功能的一个方面。这能解释为什么受损大鼠能避开始终没有食物的路径，但不能避开已走过的路径。可以假设，训练后，无食物路径的信息贮存于长时记忆中，但仍需要进行工作记忆，以避开已取过食物的路径。

最近，伊利诺伊大学的行为神经科学家 Neal Cohen 和波士顿大学的 Howard Eichenbaum 等进一步提出了一个假说，以阐明一系列实验结果。Cohen 和 Eichenbaum 认为，海马和其他内侧颞叶结构共同参与联系记忆。联系记忆的基本观点是：高度加工的感觉信息进入海马和附近皮层，经过处理，与同时发生的其他事件一起被贮存。例如，你读这本书时，能记住许多东西：特殊的故事、吸引你目光的图解、有趣的段落、每页内容的编排及读书时周围的声音或发生的事情等。你可能曾有过这样的经历，为了寻找书中的某个段落，就凭着记忆去搜寻看似相关的那一页。回想起某件事情（如某部老电视片的主题歌）能勾起相关事实的回忆（如片中的主人公、家里的起居室、一起看电视的朋友等等）。相互关联是陈述性记忆贮存的一个主要特征。

为了熟悉环境，大鼠可以利用脑中的空间地图，也可以利用和环境线索联系的联系记忆。如果存在空间地图，那么环境中出现某布局时，海马中就会形成相应的位置域，正如视皮层上的视觉感受野。专家们认为海马位置细胞不能完全反映动物周围的位置布局。在联系记忆形成过程中，神经元将位置的信息编码为附近物体，当时的声音、气味等一串简单联系的事件。这种联系记忆能通过相互关联理解周围环境布局，而不需要在海马中形成一幅完全的组织好的图形。

显然，目前尚未确定联系记忆是否是海马的基本功能，但这是一个有用的概念。迷宫实验时，有这么个例子，大鼠可以通过进入辐射臂的空间及时间，记住已搜寻过的路径，最终完成迷宫训练。也有证据表明位置细胞也能编码除空间位置外的相关信息。一个简单的例子是其他因素如大鼠活动的速度或方向，有时也影响位置域神经元的反应。

非空间因素有时也决定海马神经元的反应。Eichenbaum、Cohen 和同事用训练大鼠辨别味觉的实验证明了这一观点。在鼠笼末段有两个孔洞，分别接着散发不同气味的瓶子。面对每两种气味（成对出现），训练大鼠靠近某种气味的孔洞，而回避另一孔洞。研究发现，海马的某些神经元对某对气味有选择性反应。而且，神经元对哪个孔洞放哪种气味是特异的——它们对孔洞 A 放气味 1，孔洞 B 放气味 2 反应强烈，但调换后就无反应。这表明海马神经元的反应和一些因素相关，如特定气味，它们的空间位置，两种气味是分开还是同时出现等。该实验也表明海马损伤能引起辨别能力的损伤。

4. 纹状体和程序性记忆

通常所说的记忆是陈述性记忆，所以人们将注意力放在参与陈述性记忆形成和保留的大脑系统。此外，非陈述性记忆的神经基础很复杂。因为不同类型的非陈述性记忆涉及不同的脑结构，而大脑不同的部分也参与了不同类型的非陈述记忆。纹状体参与习惯化学习和程序性记忆是一个很好的非陈述性记忆的例子。

基底神经节在随意运动的调控中起很重要作用。基底神经节的两个主要部分是尾核及壳核，二者共同形成了纹状体，纹状体位于运动环路的一个关键位点，接受来自颞叶和顶叶皮层的输入信息，并将信息输出到丘脑及皮层运动区。啮齿类动物和人类的研究证据表明，纹状体在形成行为习惯的程序性记忆中起关键作用。

(1) 对 H.M. 的遗忘症的观察发现，尽管他已彻底不能形成新的陈述性记忆，但仍旧能学习全新的技能。事实上，这为程序性记忆和陈述性记忆采用不同环路的假说提供了一个最强有力的证据。遗忘症的猴子模型中，内侧颞叶嗅皮层的微小损伤就能破坏新的陈述性记忆的形成。这种损伤对程序性记忆几乎没有影响，由此产生了一个明显的问题：有没有哪种损伤会破坏程序性记忆而不影响陈述性记忆？损伤啮齿类动物的纹状体就有这种效应。

一项研究对大鼠进行两种辐射迷宫实验。第一种是普通的，大鼠必须迅速取走迷宫每条路径末段的食物。第二种实验中,有食物的路径上方会亮灯,而没有亮灯的路径没有食物。任何时候都能开灯或关灯。这种实验要求大鼠在亮灯时去取食,而灯关时则避开该路径。第一种普通实验需要使用陈述性记忆。第二种实验的"亮灯"被用于程序性记忆,因为利用了食物和亮灯的一致关系。大鼠不必记忆哪条路已走过,它们仅需要形成一种基于联系灯光和食物的习惯。大鼠的这种光亮实验相当于 H.M.进行的镜像画画。

两种明显不同的大脑损伤分别影响这两种辐射迷宫的学习。如果海马系统被破坏(这时损伤穹隆阻断海马的输出信息),大鼠就不能进行第一种标准迷宫实验,但第二种光亮实验不受影响。相反,纹状体的损伤会破坏第二种实验的进行,但对第一种实验基本没影响。这种损伤部位和行为缺陷的"双重分离"现象证明纹状体是程序性记忆系统的一个部分,但对陈述性记忆的形成并不重要。

来自大鼠纹状体记录的进一步实验表明,动物学会一个与食物奖励相关的过程时,会有神经反应的变化。在一个简单的 T 型迷宫实验中,大鼠被放在 T 字的末段,当它开始移动时,就给予声音刺激。一个低声调通知大鼠左转,可取得一块巧克力小点心,而高声调则指示大鼠右转。监测大鼠在实验不同阶段阳性反应神经元比率的变化:即起点、声音响起、转入奖赏路径、拿到食物四个阶段。在大鼠第一次进行该实验,它转向有食物的路径时,阳性反应神经元的比率最高。但随着训练的进行,神经元的反应大大降低。当大鼠掌握了这个实验过程,在实验的开始和结束时神经元反应逐渐增强,而且实验的其他阶段有反应神经元也逐渐增多。对于这种反应模式变化的一种可能解释是,其反映了一种习惯的形成,即由纹状体编码了进入 T 迷宫后的一系列行为。目前,这仅仅是一种假说,但这种假说却极具魅力,因为纹状体的连接特性是接收高度处理的感觉信息并发出运动反应的信号。

(2) 猴子的研究表明,啮齿类动物和灵长类动物的大脑选择性损伤是可以相提并论的。灵长类动物海马系统的损伤与纹状体损伤的效果也不一样。正如我们已看到的,内侧颞叶的损伤严重破坏了执行 DNMS 任务的能力,而执行 DNMS 任务需要陈述性记忆。但是,设想在另一实验中,让动物反复接受两种视觉刺激,如一个正方形和一个十字形,它必须学会将食物奖励只和十字形相联系。内侧颞叶损伤甚至不影响这种习惯的获得。猴子保留了习惯的习得,就相当于穹隆损伤后,大鼠仍能取到有灯的迷宫路径上的食物。

损伤猴子纹状体或与其相连部位产生的影响与内侧颞叶损伤截然不同。纹状体损伤后对执行 DNMS 任务无影响,表明动物仍可形成陈述性记忆,且能辨别视觉刺激。但若纹状体受损,动物就不能形成只取与一种视觉刺激相关的食物的习惯。反复学习也无济于事。因此,陈述性记忆与程序性记忆似乎有明确不同的解剖系统和行为表现,如习惯的形成需要纹状体的参与。

人类几种疾病都涉及基底神经节的变化,它们对记忆的某些影响似乎与纹状体在程序性记忆中的作用一致。例如,亨廷顿病中,神经元的死亡遍及大脑,但主要位置是纹状体。亨廷顿病人就难以学习刺激相关的运动反应。尽管通常这些病人有运动障碍,但学习刺激-反应习惯的难度和运动缺陷的严重程度无关,说明前者是该疾病的一个独立的症状。

将帕金森病病人和遗忘症病人进行比较,进一步证明纹状体参与习惯学习。帕金森病的特征是向纹状体输入信息的黑质退变。在一项研究中,病人进行两项测试。第一个测试中,病人看4张提示牌中的1张、2张或3张,它们有14种组合。然后让他们猜这些组合是否同晴天或雨天的预测随机相关。对每个病人,实验者将不同的提示和晴天或雨天相联系,设计了各种可能情况。当病人被告知什么时候他们猜对或猜错时,他们慢慢形成提示和天气间的联系。这种实验可以检测形成刺激-反应习惯的能力。实验的结果显示人类纹状体在程序性记忆中可能起作用,它和用于陈述性记忆的内侧颞叶系统截然不同。

(3) 通过大鼠在迷宫里寻找食物的实验,证明海马具有参与工作记忆的功能。前额皮层和侧顶内皮层都是参与工作记忆的区域。

人类、灵长类动物同其他哺乳动物相比,前二者具有很大的额叶。科学家们首先研究了大脑额叶和顶叶的躯体感觉区和运动区,一一对应发现皮层的神经元和相应的感觉、运动相关。相较于皮层感觉区和运动区,前额叶皮层的功能不太清楚。但是该皮层如此大,一定具有特殊的功能。一般猜测前额叶皮层和学习记忆功能有关。前额叶损伤的人,简单记忆没有丧失,但是复杂记忆就有明显缺陷。

近年来,已发现其他几个皮层区中有一些神经元参与保存工作记忆的信息。脑顶内沟的外侧顶区内皮层(LIP区)提供了一个例子。由于电刺激这一脑区能引起眼睛飞快地扫视,LIP区被认为参与支配眼睛的运动。其中许多神经元的反应表明它们参与了一种工作记忆。这种模式在延缓扫视作业中很明显。该实验中,实验动物是猴子,记录电极插在LIP区。刺激方式是电脑屏幕上的一个闪动的光点。要求动物盯着电脑屏幕的一个点,而它周围有一个靶点在闪动。靶点消失后,有一段不同长短的延缓期,固定点消失。然后动物飞快地扫视先前记住的靶点位置。猴子完成上述训练时记录到一个LIP神经元的反应。当周围靶点出现一会儿,LIP神经元开始放电。实验过程如下:①当目光集中于中间一点后,周围一个靶点出现,然后消失。这个靶点消失后,延迟一段时旬,固定点消失,动物将目光移到先前记住的靶点的位置。②在上述实验过程中,LIP神经元的反应是:出现靶点后神经元开始放电,且一直处于放电状态直至固定点消失,眼扫视开始。这是一个正常的刺激-诱发反应。但整个延缓时间内细胞都持续激活，直至最后发生眼睛扫视。采用同样模型进行进一步的实验表明，LIP 神经元的反应与暂时保留产生眼扫视所需的信息有关。

对大脑的其他区域也进行了广泛的研究，发现顶、颞叶皮层的其他区域也有类似的工作记忆反应。这些区域是模式特异性的，正如 LIP 区的反应对视觉特异。这和临床观察是一致的，临床上曾观察到，人类不同区域的皮层损伤后会引起不同的听觉和视觉工作记忆的缺失。

9.3.3　陈述性记忆和非陈述性记忆的定位及它们的特征

科学家们进行了许多实验，主要是毁损脑的不同部位，观察、说明和区分陈述性记忆和非陈述性记忆。

陈述记忆的信息编码依赖于认知过程，例如，估计、比较和参考。陈述性记忆可以通过一个刺激来再现，他们有的时候可以是信号串或者经验。而且他们常常被清楚描述出来，例如"去年的夏天我访问我的祖母"。随着对颞叶做了手术后，某些病人就完全失去了再现某种事件的能力。然而切除中部颞叶的病人，仅仅失去了新的长时程记忆。像 H. M. 病人他对早先的记忆保留得很好。

海马结构可能把所学习的信息转换到其他脑的区域，可以假定是大脑皮层，从而长期贮存。就是说，海马把短期记忆转化为长期记忆。相对来说，海马可能根本就不贮存长时程信息。因此海马既可能是长时程记忆的中途站，也可能是作为记忆贮存在大脑皮层的易化系统。

其实我们对过去事情的陈述性记忆是一个创造过程，也是反应了一个合成和重建的过程。作为陈述性记忆贮存信息是我们的感知装置所生产的一个产物。泛泛而论，一旦感觉的信息被贮存，随后再现的时候他就不是这个原来被贮存信息的复制品。再现包含了一个过程，在这个过程中过去的经验被用来作为一个线索，帮助大脑重建过去事件。

非陈述性记忆不需要认知过程，具有自主和反射的性质。它的形成和再现绝对不依赖于意识和认知过程。这种类型的记忆通过多次的尝试慢慢地积累。被表达为改进的操作和不用言语来表达。非陈述性记忆与特殊的感觉和运动系统相关。结果是非陈述性记忆能够在各种各样的反射系统中被研究，包括脊椎动物和无脊椎动物。甚至简单的无脊椎动物都具有反射学习的能力。

非陈述性记忆被分成两个等级：联合型和非联合型。非联合性学习是动物仅仅学习一次或重复学习一个简单的刺激。在每天的生活中，有两种非联合性学习是非常普遍的，即习惯化和敏感化。习惯化是对一种重复开始的刺激作减弱反应。

例如我们在一个嘈杂的房间里,但过一段时间后,对这种嘈杂的感觉就下降了。敏感化(或者说假条件反应)是对各种各样的刺激反应的加强。"一朝被蛇咬,十年怕井绳"就是敏感化的例子。

许多类型的联合性的学习被认为是一种实验的过程,有两种实验被广泛的研究。经典条件反射包括在两个刺激之间的关联。而操作式条件反射包含学习一个刺激和行为的关系。

(1) 经典条件反射

俄罗斯的生理学家巴甫洛夫把经典条件反射用来研究学习。经常地学习会变成一个对刺激的反应,而这个刺激原先对引起这个反应是无效的。经典条件反射的基本点是两个刺激的配对。条件刺激,例如,光或者声音。非条件刺激,例如说食物、电刺激腿,他们一般会产生强烈的、一致的、明显的反应(非条件刺激反应),例如,通常所说的记忆是陈述性记忆,所以人们将注意力放在参与陈述性记忆形成和保留的大脑系统。此外,非陈述性记忆的神经基础很复杂。因为不同类型的非陈述性记忆涉及不同的脑结构,而大脑不同的部分也参与了不同类型的非陈述性记忆。纹状体参与习惯化学习和程序性记忆是一个很好的非陈述性记忆的例子。分泌唾液或者把腿缩回来。把条件和非条件刺激反复配对,条件刺激就会变成一个等待的信号。随着足够的实验次数,动物就会单独对条件刺激起反应。就好像他们会预测到非条件刺激会出现。例如,如果一个灯亮之后有一块肉出现,最终这个灯光的本身就会使狗分泌唾液。因此经典条件反射意味着动物学会了预测环境中的事件。

如果条件刺激重复出现而没有非条件刺激随后出现,条件反射出现的强度和概率会慢慢下降,这个过程被认为是消退。如果光反复出现而没有食物,动物就会慢慢取消了分泌唾液。条件反射的消退是一个重要的适应机制,它将使动物继续对环境中的线索起反应。已获得的证据表明条件反射消退和忘记是不同的,而是包含了学习新东西。

(2) 操作式条件反射

Edward Thordike 发现了第二个主要的联合型学习的类型,即随后被 B. F. Skinner 和其他一些科学家系统研究的操作式条件反射。在一个典型的实验室的操作式条件反射的例子中,研究人员把一个饥饿的老鼠放在一个一面墙上有杠杆踏板的实验舱中。因为以前的学习以及原始的反应倾向于随机的活动,这个老鼠偶然的碰了这个杠杆。当它碰到杠杆时,如果这个老鼠得到了食物,它随后压这个杠杆的概率将高于自发的概率。这就被描写为具有学习能力。

如果我们认为经典条件反射就是形成两个刺激之间可预测的关联(条件刺激和非条件刺激),操作式条件反射被认为是形成刺激和反应之间的预测关联。和经典条件反射不同,经典条件反射修饰了对选择的刺激的特殊的反应的性质,操作式条件反射修饰了行为的频率(被称为操作)。

(3) 厌恶条件反射

许多年以来,人们认为只要联系两个任意选择的刺激,或者在操作式条件反射中,任意的一个反应和任意的一种强化,经典条件反射就会出现。近几年来的研究表明,在学习中存在一个重要的生物学(进化)抑制作用。正如我们所看到的那样,动物一般学会联合刺激,这些有关于它们的生存;它们不学习那种在生物学上没意义的相关事件。例如,不是所有的强化作用对于所有的刺激都具有等同的效果。这个原则是在研究食物厌恶条件反射中被说明了。如果有一个刺激,例如香兰酸盐刺激动物,随后给它一个有毒的食物。动物就迅速学会了避免香兰酸盐。确实,对大多数物种而言,包括人类在内,食物厌恶条件反射的出现仅仅是这个实验刺激伴随着随后的生病一起出现。进化的压力使不同动物的大脑都学会了在一些刺激中的关联性,或者在某种刺激某种反应的关联性,比其他刺激与反应之间更为容易。在一个给定的物种中遗传和实验因子也能够确定某种强化作用的效果,某种特殊类型的强化能获得巨大的效果。

大脑的某些部分受到损伤后,会影响简单的、经典的条件反射。这些脑区可能对于非陈述性记忆很重要。杏仁核的损伤会干扰恐惧条件反射的形成。同样,小脑的损伤会影响各种各样运动的学习。瞬膜反射是广泛被引用的例证。实验在兔子上进行。通过听觉刺激和对眼睛吹风配对,瞬膜反射可以建立起来。这个条件反射可以通过切除小脑上的很小的、精确的区域来取消。随着这种手术切除,声音条件反射的刺激就不再能够产生瞬膜反射,虽然非条件刺激(吹风)依然能够引起瞬膜反射。这个实验的结果表明小脑在瞬膜反射中起了重要作用。

9.4 记忆的神经基础

9.4.1 记忆的阶段性

临床研究提供的证据表明,大脑的损伤可能产生特别明显的逆行性遗忘症,即失去在大脑损伤前的几个小时或几天内所获得的记忆。因此,近期的记忆会很容易被干扰,而旧的记忆依然保留。逆行性遗忘症时间范围可从几秒到几年。它依赖于学习的性质和强度,依赖于动物的物种和被干扰的记忆的性质和激烈程度。

例如发生车祸后,头部受伤的人会记不起车祸发生时的一些事情。

记忆的贮存是分阶段的。信号输进大脑首先是短时程记忆。信息随后由某些过程转化成更为长久的长时程记忆。这种观点认为记忆是串联的,由短时再到长期记忆。最简单的例证是记忆一个英文单词,需要反复练习。也有一种观点认为记忆是并联的,短期记忆和长期记忆是不同机制,是独立的。例如并不是每一个长期记忆都需要从短期记忆开始,有的记忆可以直接进入长期记忆。第三种观点认为记忆既是串联的,也是并联的。各有各的证据来说明。

在动物上所做的实验研究肯定了对那些电休克病人的研究结论。用一套记忆的任务来考察这个病人。病人被要求回想近一两年,近三到九年和九到十六年电视剧的名字。在电休克(ECT)前和后,对近年来电视剧名字的回想大多数是正确的。然而,在 ECT 之后对近期电视剧的名字忘掉了。但是病人回想老的电视剧的名字正确率和他在被电击之前一样。

这些研究发现一个可能的解释是近期的记忆比较容易损坏,转为长期记忆就不容易损坏。而一旦转换完成后,记忆就相对稳定。然而,随着时间的进程,甚至并没有外部对脑的损伤,这两种记忆都逐步的消失了。记忆是时间依赖性的,当记忆一旦形成以后它会逐步被修改。但是这种消失是表面现象,我们更相信记忆仍然在大脑中,消失的只是激活系统。如果老同学见面,说起"严鸿飞"这个名字,我们就会联想到他或她的身高、面容、做过什么事情等。但是等到我们老了,再提起这个名字,就可能一片茫然,没有什么印象。但是对这个人的记忆依然在我们大脑的某个地方。若再多一些激活条件,就可能回想起来。

9.4.2 记忆贮存在神经系统不同的区域

不同类型的学习记忆并不是贮存在脑的同一个区域。

平行的、分散的记忆贮存过程可以部分解释为什么有限的损伤不会破坏特殊的记忆,包括一些简单的陈述性记忆。另外,也可以说明微小的损伤也会影响记忆。突触可塑性的变化最可能是学习记忆的机制。这些神经元遍布于整个反射通路。因此在损伤后所贮存的信息的一部分仍然被保留(那就是这些突触的改变)。也就是说,大脑具有这个能力来保存所贮存的信息和相对来说较好的再现这些记忆。进一步来说,正如我们前面所考虑的那样,记忆的再现对脑的各部分是不相同的,海马和小脑分别对陈述性记忆和非陈述性起到独特的作用。

9.5 大脑中学习记忆的重要部位之一：海马

脑是怎样进行记忆的？记忆的物质基础是什么？信息是通过什么方式写入，又以什么方式回忆和重现？长期以来，困难在于寻找一些简化的能说明学习记忆的生理指标来进行分析和研究。如前面所说，在基础研究和医疗实践中，我们发现如果损伤了病人的颞叶，同时损伤了海马结构就会使病人记忆能力受损。这说明海马在记忆的环节中起到了重要的作用。许多研究都是切除动物的海马来对有关记忆回路进行研究。1973年，T. BLiss 等发现，采用比对照电刺激更高频、更高强度的电刺激麻醉兔的内嗅皮层一次或几次，穿通纤维兴奋，再恢复用对照刺激，可在齿状回记录到场电位幅度大大超过原先对照刺激所记录的对照值，并可持续几个小时甚至几天。这一现象称为长时程增强效应（LTP）。许多研究者认为 LTP 很可能是学习记忆的神经机制。

9.5.1 海马的结构

海马是位于大脑半球颞叶内侧深部的一个结构，属于旧皮质，呈平面分层结构，无攀缘纤维。无典型的柱状结构，但有很丰富的横行侧支，形成复杂的神经回路联系。一般分为室管膜层、轴突层、树突层、分子层等。海马结构内部可分为齿状回、CA1 区和 CA3 区三个主要部分（图 9.4）。海马的传入纤维主要来自内嗅皮层的穿通纤维。这是海马的信息数据输入总线。外穿通纤维主要与锥体细胞（CA1 区）的树突顶部形成突触，其神经递质为谷氨酸。其受体分为 NMDA 受体和非 NMDA 受体两种类型，都是兴奋性神经突触。另一部分的传入纤维来自隔核，称为隔海马纤维，终止于锥体细胞树突的中部，是海马节律的调节输入。其神经递质是乙酰胆碱。海马的传出纤维是由锥体细胞的轴突集合成穹隆，投射到丘脑下部的乳头体，由此再投射到丘脑前核及大脑皮质。海马齿状回中有密集的颗粒细胞，是兴奋性。齿状回是大脑皮质中唯一的只与大脑皮质内部发生关系，而不与皮质下中枢发生联系的结构。它接受来自内嗅区的穿通纤维，发出的轴索，形成苔状纤维，止于 CA3 区锥体细胞主干树突基部。苔状纤维的突触结构比较特殊，内含密集的圆形透明囊泡和少量实心的囊泡，且与好几个树突棘形成突触复合体——苔状纤维突触群，这一结构只在海马和小脑中才有，它被认为可能是信息的存储载体。海马中的神经元除了兴奋性的以外还有抑制性的，如篮状细胞。它的轴突以突触终止于锥体细胞的胞体,其神经递质为 GABA。海马中兴奋性神经元(锥体细胞)和抑制性神经元(篮状细胞)的数目之比大约为 30∶1。

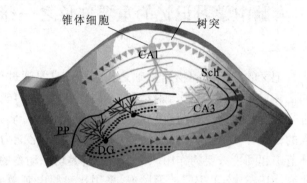

图 9.4　海马脑切片。PP,穿通纤维;DG,颗粒细胞;Sch,薛氏侧枝。

9.5.2　海马中神经元连接的特点

海马内部连接的重要特点是存在几种不同的途径,一种是穿通纤维连接齿状回的颗粒细胞。颗粒细胞发出苔状纤维,将齿状回的颗粒细胞与 CA3 区的锥体细胞相联结。CA3 区的锥体细胞发出轴突,一方面将信息传给乳头体,另一方面又发出返回侧支,连接 CA1 区的锥体细胞。CA1 区的锥体细胞也发出轴突将信息传给乳头体。

第二种是穿通纤维直接连接 CA1 区的锥体细胞,再发出轴突将信息传给乳头体。随着对海马的深入研究,人们发现它在学习记忆中起重要的作用。正电子断层图(PET)是一种无损伤研究方法,正电子的同位素氧 18 标记的氧葡萄糖注射入人体内,就可以用检测器结合电子计算机断层成像的方法,显示出脑内各个部位的不同功能活动状态的图像。Phelps(1982)用正电子断层图研究的实验结果表明,当正常人听故事并努力回忆故事的内容时,海马的葡萄糖代谢率明显增高,表明海马的功能活动比安静时大大增强。这直接证实了海马是记忆的主要部位之一。

9.5.3　LTP 可能是学习记忆的分子基础

1. 海马中 LTP 现象的研究

1973 年,Bliss 及其合作者首先在麻醉的兔脑海马上发现了 LTP 现象,所谓 LTP,就是给突触前纤维一个短暂的高频刺激后,突触传递效率和强度增加几倍且能持续数小时至几天的现象,从此以后,各种学科的科学家们开始对 LTP 现象进行广泛和深入的研究(图9.5)。在1983年发现NMDA在大脑学习记忆中的作用。在20世纪80年代后期,有关LTP的研究,神经生理学领域中非常热门的课题和争论的焦点之一就是突触传递效能的变化是发生在突触前传递信号的细胞,还是发生在突触后接收信号的细胞。由于NMDA受体的发现支持了突触强度的变化发生在突触后细胞的观点。同时也发现LTP的变化中,突触前细胞占很大份额。

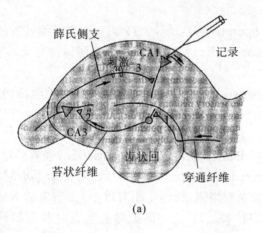

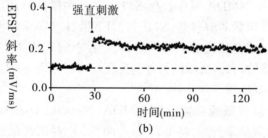

图9.5 海马中长时程增强的纪录(引自 Eric R. Kandel, *Essentials of Neural Science and Behavior*, 2003)。

2. LTP的定义

LTP就是给突触前纤维一个短暂的高频刺激后,突触传递效率和强度增加几倍且能保持这种增强的现象数小时到几天。

LTP和学习、记忆的联系主要有吸引子假说。该假说认为当一个事件通过穿通纤维进入海马后,使得有些神经元的突触兴奋,或另外一些神经元的突触抑制。不同的记忆组元则以不同的兴奋和抑制的分布模式加以表示。这种分布模式组成分布各异的高低不同的计算能量曲面。能量高的区域形成山峰,能量低的形成山谷。这些山谷称为吸引子,所谓吸引子就像低洼的山谷能把水吸引过来一样。不同的山谷代表不同的记忆组元,当出现回忆的提示输入时,记忆系统就如水向低处流一样,自动地转入局部低洼的势能从而根据内容而将记忆重现。通过学习和记忆,海马的神经元网络经常改变其突触的联系强度,使其计算能量分布曲面相应地发生变化,形成新的记忆组元。

3. LTP 有三个基本特征

(1) 协同性(Cooperativity):诱导 LTP 需要很多纤维被激活。

(2) 联合性(Associativity):有关的纤维和突触后神经元需要联合的形式一起活动。

(3) 特异性(Input-specificity):所诱导的 LTP 对被激活的通路是特异的,在其他通路上不产生 LTP。

4. LTP 的结构

LTP 的时程包括 PTP(Post-tetanic potentiation,强直后增强,一般 5 min 后衰减)、STP(short-term potentiation,短时程增强,持续半小时左右)、LTP(long-term potentiation,长时程增强,持续 1 小时以上)。当阻断 NMDA 受体时,强刺激只能产生 PTP。STP 和 LTP 之间的差异表现在时程和对药物的反应上。给 CA1 细胞施加外源性 NMDA 只能产生 STP。在蛋白激酶抑制剂存在时,强直刺激也只能诱发 STP。可能的解释是:STP 和 LTP 虽具有同样的生化反应系统,但 STP 反映的是弱诱导或激活过程。这些过程变化对 STP 的产生是必须的和充分的,而对 LTP 是不够的,它需要激活另外的生化反应。因而 STP 是先于 LTP 和进一步产生 LTP 的必要步骤。

根据 LTP 能否被谷氨酸受体亚型 NMDA(N-methl-D-aspartate,N-甲基-D-门冬氨酸)的阻断剂阻断来分类,将 LTP 分为两类:①NMDA 受体依赖的 LTP,包括 SC-CA1 和 PP-DG 的 LTP;②非 NMDA 受体依赖的 LTP,包括 MF-CA3 的 LTP。此外,在其他区域如视皮层、小脑、中膈(Septum)和内膝体(Medial geniculate)都发现了 LTP 现象,对 NMDA 受体依赖的 LTP 研究较详细。

5. 研究 LTP 的方法

对 LTP 现象的研究主要分为两类:在体和离体。虽然 LTP 首先是在体动物中发现的,但离体方法具有更多优点:

(1) 能在解剖显微镜直视下,将刺激电极和记录电极插到脑切片的预定部位,没有立体定位技术问题;

(2) 没有麻醉剂的影响;

(3) 容易控制实验条件环境。

但也有一定的局限性:脑片没有正常的传入和传出通路,看不到机能或行为的结果,组织兴奋性水平主要取决于灌流液中的离子浓度以及在制备过程中有无损伤等等。海马主要的三个兴奋性突触联结已被广泛地用来研究LTP,他们分别是在体的PP-DG、离体的MF-CA3和SC-CA1。

6. 脑切片标本的制作

常用的实验动物有大鼠、小鼠、豚鼠、兔、猫等。按常规方法将动物迅速断头(也可先用药物麻醉,再迅速断头),用颅骨钳去除其头颅骨,在1 min内将大脑剥出,放入通有95% O_2 和5% CO_2 的混合气体,温度为4°C的人工脑脊液中放置10～15 min。待脑冷却后,迅速将海马从脑中剥出,在切片机上切成厚度约为400～500 μm的海马脑片,然后将海马脑片放入脑片小室中,用95% O_2 和5% CO_2 混合气体饱和的人工脑脊液灌流,使脑片处于半干湿状态,人工脑脊液的流速为1 ml/min,在脑片上方通入95% O_2 和5% CO_2 混合气体,恒温33.0±0.5 °C,脑片保温至少1小时后,开始记录。

测量突触强度的参数有三种:胞外EPSPs(Extracellular Excitation Postsynaptic Field Potential)、胞外群峰电位(Extracellular Population Spike, PS)、胞内EPSP(Intracelluar EPSP)。

7. NMDA受体通道复合体依赖的LTP

突触后膜上存在两类受体:NMDA受体通道复合体和AMPA受体通道复合体。NMDA受体通道既能通过Na^+、K^+等单价离子,也能通过Ca^{2+}等二价离子。NMDA受体通道复合体的研究最为深入。1991年,有人已将编码大白鼠NMDA受体的DNA分子序列进行克隆,且鉴定出NMDA受体有四个跨膜片断:TM1、TM2、TM3、TM4。并且至少具有五个作用位点:Glu附着位点,Gly附着位点,电压依赖性的Mg^{2+}、Zn^{2+}附着位点,通道阻断剂附着位点。在正常静息状态下,Glu既能与NMDA受体结合,也与非NMDA受体结合。由于抑制性中间神经元释放GABA抑制性神经递质,使得突触后膜处于超极化状态,NMDA受体通道被Mg^{2+}阻塞,非NMDA受体支配着大部分突触传递。

NMDA受体通道复合体是递质和电压双重依赖性通道。强直刺激后,突触后膜去极化,使Mg^{2+}从NMDA通道离开,同时,Glu与NMDA受体结合,使NMDA通道持续开放。在高频强刺激产生LTP前加入NMDA受体的拮抗剂如D-APV,将阻断LTP,这说明NMDA受体在LTP产生过程中起着决定性的作用。NMDA通道打开后,Ca^{2+}通过NMDA受体通道进入突触后细胞内,使胞内Ca^{2+}浓度增加,然后Ca^{2+}激活第二信使系统。研究表明,突触后注入Ca^{2+}螯合剂EGTA将阻断LTP的诱导。

几种不同的蛋白激酶在 Ca^{2+} 通过 NMDA 受体通道进入突触后转换成突触强度的持续变化中起着一定的作用。这些酶包括蛋白酶、磷酸酯酶、磷脂酸、蛋白激酶(PKC)。有实验证据表明蛋白酶的抑制剂 Leupeptin 阻断 LTP。除已存在的蛋白质的修饰外,还有证据表明蛋白质的合成在 LTP 中也是必须的,这种蛋白质的合成是由已存在的 mRNA 合成。这也许是 LTP 能够长时程维持的物质基础。有证据表明 LTP 中还包括即早基因、$zif/268$、c-fos、c-jun 的表达。这也许对于 LTP 更长时间的维持很重要。

8. 非 NMDA 受体通道复合体依赖的 LTP

MF-CA3 区域的 LTP 不同于海马其他区域触的 LTP,表现在:①MF-CA_3 末梢区域 NMDA 受体的密度比海马其他区域少得多;②MF-CA3 突触的 LTP 不被 NMDA 的拮抗剂 D-APV 阻断;③MF-CA3 突触不展示联合的 LTP。这些结果都说明了 MF-CA3 突触的 LTP 是一种不依赖于 NMDA 受体的 LTP。

SC-CA1 区和 MF-CA3 区突触 LTP 的产生时都需要突触后细胞内 Ca^{2+} 浓度的增加。已知 SC-CA1 突触 Ca^{2+} 是通过突触后膜 NMDA 受体通道进入,提高 Ca^{2+} 浓度。而关于 MF-CA3 突触 Ca^{2+} 的起源还不清楚。一般认为,可能是通过电压依赖性 Ca^{2+} 通道进入。高频强刺激产生的去极化足以激活电压依赖性 Ca^{2+} 通道,Ca^{2+} 进入突触后,激活一系列生化反应。

MF-CA3 突触接受高频强刺激,神经递质或神调质释放的增加可能提供联合信号与突触后 Ca^{2+} 浓度增加协同作用产生 LTP。MF-CA_3 除释放 Glu 外,还释放脑啡肽能阻断 MF-CA3 突触 LTP。

9. 逆行信使理论

目前,一般认为 LTP 的产生既包括突触后机制,也包括突触前机制,因而提出逆行信使的理论。对逆行信使这个概念早在 1966 年 Griffith 就曾不确切地表达过,但未能引起重视。直到 20 世纪 80 年代中期 Bliss 和他的同事又重新提出。目前,人们对逆行信使尤其 NO 的研究非常多。从激活的突触后神经元产生释放出来,通过突触间隙,扩散到突触前末梢,增加递质的释放量。这个在细胞之间作用的信号称为逆行信使。

两种物质具备作为逆行信使的可能性,即一氧化氮(NO)和花生四烯酸(AA)。

(1) NO 的生物合成及有关酶类

NO 的生成是脑中鸟氨酸循环的一条分路。NO 的前体是精氨酸(Arg),精氨酸的主要代谢途径是鸟氨酸循环。现已发现,在精氨酸代谢途径中存在一个小循环,即部分 Arg 通过 NO 合成酶的作用,生成 NO 和瓜氨酸,瓜氨酸再通过精氨酸代谢琥珀酸,重新合成 Arg。

以 cGMP 水平增加作指针,发现在大鼠小脑、下丘脑、中脑、纹状体、海马、大脑皮层及延髓等组织中都存在 NO 合成酶(NOS)。其中以小脑的 NO 合成酶活力最高,延髓中该酶活力最低。用 NO 合成酶抗体进行的组织化学研究也表明,小脑和嗅球中 NO 合成酶含量最高,其他如上下丘、海马等 NO 合成酶的含量也较丰富。在中枢神经系统中,NO 合成酶主要分布在神经元。在外周神经系统中,NO 合成酶大多分布在植物性神经丛。

(2) NO 的神经毒性作用

NMDA 受体的过度激活和 Ca^{2+} 的内流,使胞内 Ca^{2+} 过多,与神经元的变性有关。在正常情况下,神经元合成并释放出适量的 NO,并不产生毒性作用。但存在过量的谷氨酸时,神经元和小胶质细胞就像其他组织中的巨噬细胞一样产生过多的 NO,足以致死周围的神经细胞。在 CNS 中,NO 在兴奋性神经通道中的作用位点是鸟苷酸环化酶,该酶与 NO 结合后转为启动态,导致 cGMP 水平增加,再通过各种酶发挥生理效应,使递质释放增加。此外,NO 可能对 ADP 核苷基转移酶起作用,此酶可将 ADP 的核苷基团转至线粒体蛋白质与线粒体酶蛋白的酸性氨基酸的羧基基团上,使蛋白质有关构象改变而发生作用。

9.4.4 LTD

LTD(长时程抑制)是小脑突触可塑性的一种模式,它可能是小脑运动学习的细胞机制。Shibuki 刺激小脑爬行纤维使 NO 大量释放,施加 NO 生成物——硝普钠(SNP)溶液可替代对爬行纤维的刺激而诱发 LTD,血红蛋白和 NOS 抑制剂则阻断 LTD。小脑皮层 LTD 的突触后修饰机制为:浦氏细胞上的 AMPA 型谷氨酸受体效能降低,结合谷氨酸后钠离子通道开放的时间较正常缩短,EPSP 减小。下列三个细胞内信号同时出现:爬行纤维激活导致的浦氏细胞内 Ca^{2+} 浓度升高;平行纤维激活使 AMPA 型受体活化导致的浦氏细胞内 Na^+ 浓度升高;代谢型谷氨酸受体活化导致的蛋白激酶 C 的激活。在海马结构中由于刺激模式的不同,既可以产生 LTP,也可以产生 LTD。若用 1 秒 1 次的刺激,共刺激 20 min 左右,在海马的 CA1 区就会产生 LTD。

思考题

1. 什么是 LTP?它的机制和在学习记忆中有什么作用?
2. 什么是 LTD?它的机制和在学习记忆中有什么作用?
3. 记忆分为陈述性记忆和非陈述性记忆,它们各有什么特点?

第 10 章 脑实质病变

大脑的功能精密、完善。感觉、运动、边缘和调制系统由数十亿个神经元组成，其间的连接更是不计其数。这些神经元间连接的形成是遵循特定规律的有序过程。胎儿的发育过程令人震撼且井然有序，但出生并不意味着创造的结束。我们出生后，在呼吸第一口空气甚至更早的时候，感觉刺激就开始修饰我们的大脑和影响我们的行为了。事实上，生命前二十年的一个主要任务就是学会在地球上生存的技能。我们学到了许许多多知识，有些是直接具体的（如冰是冷的），另一些则更抽象些（如宇宙中物体的速度光速最高）。

经验依赖性脑发育和学习密切相关。婴儿时期的视觉经历是视觉皮层正常发育所必需的，而且它也使孩子能够识别母亲的脸。视觉发育和学习可能发生于不同时间、不同皮层区域，但机制相似。从这一点看，学习和记忆是大脑环路对环境的终生适应过程。它使我们在碰到以前经历过的事情时能更好地做出反应。该例子也说明一种特定类型的信息可能存储于脑内某个特定部位，该部位通常会加工处理这类信息。因此，我们认为不同的脑区参与不同类型的记忆。

脑损伤大致分为两种类型：一种是脑实质性病变，第二种是脑神经元环路的病变。第一种如脑神经元病变，逐步损伤、死亡，或突然受到打击，或手术切割掉部分脑实质，从而影响脑功能。第二种可能是神经调制系统出了故障，如一个恋爱中的年轻人感到无比幸福，而失恋的年轻人，严重的会精神病发作，但是他的脑实质观察不到变化。当然这种划分的范畴也不是绝对的。

10.1 遗 忘 症

10.1.1 学习记忆和遗忘症

学习是获得新信息和知识的过程,记忆是对所学信息的保存过程。我们学会并记住许多东西,幸好这些不同的信息可以由不同的神经结构加工贮存。没有任何一个大脑结构或细胞机制能解释所有的学习过程。而且任何一类信息贮存的方式都会随着时间而改变。遗忘几乎和学习一样常见。某些脑疾患和损伤会引起遗忘症,即记忆力或学习能力的严重丧失。脑震荡、慢性酒精中毒、脑炎、脑瘤和中风都能破坏记忆。一个发生车祸或其他严重脑外伤的病人苏醒后,不知道他或她自己是谁,也不记得过去。实际上那种对过去事情和信息的绝对遗忘很罕见。更普遍的是,这些创伤引起某些遗忘,并伴随其他非记忆性缺失。如果遗忘症并没有伴随其他认知缺失,就被称为分裂遗忘症。我们仅讨论分裂遗忘症的例子,因为从中可以比较清楚地看出记忆缺失和脑损伤的关系。

大脑损伤后,记忆丧失有两种方式:逆行性遗忘和顺行性遗忘(图 10.1)。

(1) 逆行性遗忘症:对脑损伤前发生的事情的记忆丧失。严重时,损伤前所有记忆都被遗忘。常见的是,损伤前一段时间的记忆被遗忘,更早的记忆被保持。换言之,你忘掉了你已知道的一些事情。逆行性遗忘会出现这样的症状,脑感觉信息能暂时存储于短时程记忆之中,但需要巩固后才能长久存储于长时程记忆中。这说明:①来自于短时程记忆的信息能被加以巩固。②对于巩固所必需的信息处理过程可以与短时程记忆分开进行。

损伤前几个月或几年内发生的事被忘掉了,但更早以前的记忆却越来越鲜明。这和顺行性遗忘截然不同,后者在脑损伤后不能形成新的记忆。

(2) 顺行性遗忘症:脑损伤后不能形成新的记忆。严重时,完全丧失对新事物的学习和记忆的能力。常见的是学习比较慢,需更多重复。实际病例通常是这两种形式的遗忘症混合在一起。

举个例子来阐明。一个 45 岁的病人在 40 岁时曾受过脑损伤,如果他有严重的逆行性遗忘,他不能记起损伤前发生的很多事情。若他有严重的顺行性遗忘,他不能记住从 40 岁至今的任何事情。

有一种非常短期的遗忘,称为瞬时性脑遗忘。在这种情况下,突发的顺行性遗忘仅仅持续几分钟或几天,同时伴有打击前短时间的逆行性遗忘。短暂脑缺血,即对脑的供血暂时减少会引起这种遗忘,外伤性脑震击如车祸或踢球时对头部的撞击,也会产生这种遗忘。也有报道说生理压力、药物、冷水淋浴,甚至性交都会引起这种瞬时脑遗忘,可能是因为这些因素都会影响大脑的血流。有很多病例与使用抗痢疾药物有关。例如,有位大学生和朋友一起到巴黎进行6天的度假旅游,第5天时她服用了抗痢疾药物。回家后,她发现自己根本不能回忆起这次假期的任何活动!虽然抗痢疾药物并没有什么持续性效应,但这位女大学生对其巴黎之旅的记忆缺失却持续了好几年。尽管我们不能确切地知道是什么原因引起了瞬时性遗忘,但很可能与短暂剥夺了与学习记忆有关的脑结构的血液供应有关。另外,疾病、脑损伤和环境毒素也能引起短暂性的遗忘。

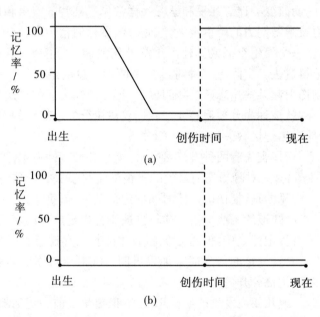

图10.1 大脑创伤引起的遗忘。(a)逆行性遗忘时,创伤前一段时间内发生的事被遗忘,但很久以前的事和受伤后的经历都记得;(b)顺行性遗忘时,能记得创伤前的事情,但不能记住受伤后发生的事。

10.1.2 环境毒素对记忆的影响

20世纪90年代,许多渔民由于记忆力丧失而就诊,有时病情很严重。祸首就是一种称作 *Pfiesteria piscicida* 的单细胞微生物和它的许多藻类近亲。*Pfiesteria piscicida* 是一类腰鞭毛虫,在它生活史的特定阶段,它依靠类似鞭子的鞭毛游动。*Pfiestenia piscicida* 释放一种神经毒素弄晕鱼,使它们不得逃脱,然后游近它们并把它们消灭掉。*Pfiesteria piscicida* 和其他腰鞭毛虫类的神经毒素不同,且 *Pfiesteria* 的作用方式不同,因为人们消化其神经毒素后不会马上发病。一些看似无害的行为,如触摸含该毒素的水或吸入有该毒素的空气却能引起疾病。渔民、科学家和其他接触过 *Pfiesteria* 的人均表现出许多令人震惊的神经症状,包括记忆力丧失、注意力难以集中、思维定向紊乱和思维混乱。在驾车去看病途中,病人知道他们正在开车,但却忘了要到哪儿去及去干什么。有些人甚至不记得自己的名字,或连简单的算术题也不会做。这种记忆力丧失有时非常严重,以至于会同阿尔茨海默病相混淆。万幸的是,当毒素去除后,这些症状在几周或几月后一般都会消失。

目前,*Pfiesteria* 释放的引起遗忘和其他症状的特异性神经毒素还未分离成功。但大鼠注射含这种神经毒素的溶液后,可出现严重的学习和记忆损伤。除了要鉴定这种毒素及其作用于神经元的方式,还须弄清 *Pfiesteria* 为什么会骤然增多。一个主要的推测就是人类的污水和肥料造成了水污染,给微生物提供了富足的养料,从而导致 *Pfiesteria* 的惊人增长。

10.1.3 遗忘难但记忆容易的人

三国时,蜀国一位谋士张松去见曹操。曹操见该人长相猥琐,个子矮小,不喜欢他,想难为他一下,就拿出自己写的兵书,请张松指教。张松把曹操的兵书翻阅一遍,然后就冷笑道:"丞相骗我,这本兵书早就在蜀中流传,小儿也能背诵。"然后请任意指定一页,他都能随口背诵出来。曹操大惊失色,就把兵书烧掉。其实张松具有过目不忘的能力,只看一遍就已记住兵书的全部内容。

20 世纪 20 年代,有个名为 Sherashevsky 的人去见俄国心理学家 Aleksandr Luria,从此 Luria 开始了长达 30 年的有关这个人非凡记忆的研究。这个人简称为 S。起初,Luria 给 S 做一些传统的测试,如回忆一串字母、数字或无意义的符号。他念一遍这串东西,然后让 S 重复。令 Luria 大为吃惊的是,没有哪项测试能难倒 S。即使是将 70 个单词按顺序连续地念出时,S 仍能重复出来,不管是从前往后,或从后往前,还是以其他任何顺序。在 Luria 和 S 共事的许多年间,Luria 从未发现 S 的记忆力有限度。在 S 的记忆保持能力测试中,他能记得 15 年前看过的内容。

他是如何做到这些的?S 描述了几个有助于他产生强大记忆力的因素。他对刺激有不寻常的感官反应——他记得他见过的每一个活生生的画面。如果给他看一个共 50 个数字的数列表,他声称以后能很容易地一行行或者以对角念出。因为他只需回忆起那整个数列的画面。有趣的是,当他回忆读出那些写在黑板上的数字时,偶尔犯的错误大多是读错而非记错。例如,当这些数字书写潦草时,他会把 3 错当成 8,把 4 错当成 9。而他在回忆时,似乎又重新看到了黑板和所有数字。

S 对刺激的感觉反应还有另一个有趣的特点,就是有强大的联觉,即一种感官刺激能激发产生其他刺激所诱发的感觉。例如,当 S 听到一个声音时,除了听到的声音,他会看到五彩斑斓的色斑,可能嘴里还会有某种味道。

S 为了记一长串东西,他让每一部分都形成一种视觉影像。当他读或写长串列单时,就设想自己漫步在家乡的小镇上,把每一项内容都与脑中激发出的途中影像联系起来,1 号激发出的是信箱,2 号激发出的是灌木,以此类推。为了再现他存储的信息,他会想像自己在走同样的路,沿途捡起他放下的东西就行了。尽管我们不可能和 S 一样有复杂的联觉,但我们都可用一用这种古老的技巧,将要记忆的内容和熟知的事物联系起来。

并不是 S 记忆中的每一件事都对他有利。当刺激诱发的复杂感觉帮助他记住一串串数字和单词时,这些复杂的感觉也干涉了他整合并记住更复杂事情的能力。他很难记住别人的脸,因为人的表情变化的时候,他会看到不断变化的光和影,这会把他弄糊涂。另外,S 听不懂别人讲的故事,因为他不能把注意力放在重要的主题思想上,而是专注于一个个确切的单词。他被自己这种爆炸式的感觉反应打垮了。想像一下,要不断受到每个单词、声音甚至念故事时的语调形成的视觉影像干扰会多么的困苦不堪。毫无疑问,S 遇到了这样的麻烦。

S 也经历了遗忘不能。当他作为一个专业的记忆术研究者进行表演时,经常被要求记住写在黑板上的内容,不能遗忘成为他的一个大问题。因为他能够看到许多次曾经写在黑板上的东西。尽管他试了许多办法将旧的信息忘掉,例如想像着将黑板擦干净,但没用。只有增强注意力,并不断告诉自己去掉那些信息,他才能忘记。因此,对我们绝大多数人来说的难记易忘,在 S 身上似乎相反。

我们不知道 S 超常记忆力的神经基础。也许他缺少我们绝大多数常人都有的不同感觉系统感觉之间的分离现象,因而导致他具有了不同寻常的强大的多模态记忆编码能力;也可能他的突触比正常人的更易变。不幸的是,我们永远不会知道答案了。

10.1.4 记忆痕迹

大脑中的哪些部分参与记忆贮存?记忆的物质表现或位置被称为记忆的痕迹。就是说信息贮存在哪儿?记忆痕迹在哪儿?在开始解决这个问题时用到一种历史悠久的技术,即柳叶刀的实验切除术。20 世纪 20 年代,美国心理学家 Karl

Lashley通过实验研究了脑损伤对大鼠学习的影响。由于对新皮层的细胞构筑已相当熟悉,Lashley着手验证当时广泛存在的看法,即记忆痕迹存在于特定的皮层联合区。

在一个典型的实验中,他训练一只大鼠走迷宫,以获取食物。刚开始,大鼠很久才能找到食物,因为它经常走入盲端,然后回头,再重新寻找。在迷宫内跑几次后,大鼠学会了避开盲端,而直接去取食。Lashley进一步研究了损伤皮层对大鼠完成这项任务的影响。他发现,在进行迷宫学习前损伤大鼠的脑,大鼠需要训练更多次才能避开盲端而直接取得食物。因此,脑损伤似乎影响了大鼠的学习能力。

在另一组实验中,他在大鼠学会走迷宫后,再损伤鼠脑。损伤后,大鼠经常出错,跑进已经学会避开的盲端,显然,脑损伤破坏了大鼠对如何获取食物的记忆。

脑损伤面积的大小和脑损伤的部位会有不同的效应吗?Lashley发现,学习和记忆缺失的严重程度与脑损伤的面积有关,但显然与脑损伤的部位无关。他由此推测,皮层的所有区域在学习和记忆中的作用是一样的。简单地说就是:当皮层的损伤面积逐渐加大时,大鼠迷宫学习的能力随之变得更差,记忆能力也随之变得更弱。如果这个推测是正确的,这将是一个非常重要的发现,因为这意味着,基于神经变化的记忆痕迹分布于整个皮层,而不是局限于皮层的某一个部位。就此结论而言,主要的问题在于该结论本身超出了可以根据实验结果进行推论的限度。

如果注意一下在Lashley的实验中皮层损伤区域有多大,就可以知道Lashley之所以没有发现损伤不同部位皮层的差别的一个原因,可能是他所损伤的那些区域太大了,以致每次损伤都会破坏涉及迷宫学习的若干个皮层区域。另一个问题是,大鼠可能会通过几种不同的方式——看、触摸和闻,来进行迷宫学习,而且大鼠对一种感觉的记忆缺失可能会被其他感觉的记忆所弥补。

后来的研究证明Lashley的结论是错误的,不是皮层的所有区域都与记忆有关。然而,他有一点是正确的,即记忆痕迹是散布于整个大脑皮层的。Lashley对学习和记忆的研究有重要而深远的影响,因为他引导其他科学家去考虑记忆是如何分布于大鼠皮层的大量神经元之中的。

Lashley最著名的学生是Donald Hebb(加拿大麦基尔大学生理学教授)。Hebb认为要弄清反映外界刺激的信息如何在脑内加工和在脑的哪个部位存储,关键要先弄清楚脑内信息是如何反映外界活动的。1949年,Hebb出版了著作《行为的组构》(*The Organization of Behavior*),他在书中提出,脑内反映某外界客观物体的结构,是由外界刺激激活的所有皮层细胞组成的。Hebb把这群同时激活的神经元称为一个细胞集合。他设想这群细胞是相互连接的。只要细胞集合内的连接持续激活,对外界客观物体的内部反映就能够作为短时程记忆始终保存。Hebb进一步假设如果细胞集合的激活持续足够长的时间,记忆的巩固就可能通过一种"生长过程"而发生,因为该过程可以使得细胞间的相互连接更加有效(一起发放的神经元就连接在一起,即突触的可塑性)。因此,若一个刺激再激活集合内的一部分细胞,强有力的相互连接会使得整个集合再次兴奋,再现外界刺激诱发的整个内部反映,从而形成一个循环。Hebb修饰加强了同时激活的神经元间的相互连接。在该神经元细胞集合内强化了这种连接,该连接包含了刺激的记忆痕迹。经过学习,集合的部分激活可导致整个刺激再现的激活"循环"。

Hebb的重要结论是:①记忆痕迹广泛分布于细胞集合的细胞连接内;②记忆痕迹也可能包括了参与感觉和知觉的神经元。仅仅该神经元细胞集合内一部分细胞的破裂不会消除记忆,这就能解释Lashley的实验结果。尽管Hebb起初的假设不得不稍作修改,但他的观点促进了神经网络计算机模型的发展。这些模型已成功再现了人类记忆的许多特征。而在1973年,加拿大麦基尔大学生物物理学博士后Bliss的长时程增强实验(LTP)进一步证明了Hebb的理论。

10.1.5 记忆的理论模型

历史上,神经科学的许多进展来自于实验研究。但是今天理论神经科学的作用日益增强,神经系统的计算模型已被广泛应用。有时,模型有助于阐明系统的运行机制,这是其他方法不可比拟的。有效运用模型的一个领域就是学习记忆系统中分布式记忆贮存模型。

我们研究一个由3个感觉神经元(输入)和3个突触后神经元(输出)组成的神经系统。输入信息是Eric、Kyle和Keimy 3个人的面孔引起的视觉信息。忽略视觉活动的复杂性,我们假设每次输入信息都激活全部3个输出神经元——A、B和C。在这个系统学会Eric、Kyle和Kermy是谁以前,每个输出神经元对3个输入信息的反应程度是相同的,因此无法通过A、B、C这3个细胞的反应得知识别的是哪张面孔。

现在设想重复接受3个刺激,突触效力及强度都改变了。一种可能是,学习后,Eric的面孔只激活细胞A,Kyle的面孔只激活细胞B,而Kenny的面孔激活C细胞。因此看哪个神经元被激活,我们就能确信识别的是哪张面孔。所有能使该系统识别面孔的相关信息——记忆——都存储于突触的"分量"上。这代表了一种非分布式的记忆。因为所有关于Eric的信息都贮存于一个单一的突触,由细胞A输出。该系统不用看细胞B和C的结果就能判断识别的是Eric。

而在另一个系统,学习这3张面孔会改变突触的"分量",但没有一个是零。贮存记忆的突触的连接强度变化能使输入信息增强或减弱,记忆形成不仅仅包括突触强度的增强。这是一种分布式记忆系统,因为每张面孔的记忆都存于 3 个突触内。在真正的神经系统内,可能有成千上万个突触参与。识别一张输入的面孔,需要比较所有输出神经元的反应强度——记忆被"分配"了。皮层神经元的记录表明:单个神经元对我们识别的图像没有特异性反应,这是分布系统更真实的一个原因。因此可以设想,人类的认知很可能基于成千上万个神经元的相对激活。

分布式记忆系统的一个诱人的特点是,如果输出神经元死亡,该系统对记忆严重丧失有一定的免疫力。在非分布式的模式中,识别 Kneny 依赖于细胞 C 的反应。如果这个细胞死了,就要和 Kenny 说"再见"了。而分布式记忆系统则不同。如果细胞 B 消失,通过比较 A 和 C 的反应,仍能识别 Kyle。参与分布式记忆的神经元和突触越多,单个细胞的丢失产生的恶果越小。这种对丢失细胞后果的相对免疫力有很大的优越性。人脑内的神经元每天都会死掉,但我们不会突然忘记记忆中的人和事,很可能得益于记忆的分布性。

根据 Hebb 的理论,如果一条记忆痕迹只来自于一种感觉信息,它很可能位于与该感觉有关的皮层区。例如,若记忆痕迹只依赖于视觉信息,则预计它可能贮存于视觉皮层。对猴子视觉分辨的研究和这一设想不谋而合。

以猴为实验对象的研究发现短尾猴(nlacaque monkey)经过训练可获得视觉分辨能力(例如,它们能根据物体的形状分辨成对的物体,并能学会将某个物体与食物奖赏相联系起来)。当猴子熟练掌握这种分辨技能后,损伤它颞叶下高度有序的视觉中枢,即颞下皮层区(IT 区)。损伤后,尽管猴子的基本视觉能力是完好的,它却不再具备视觉分辨能力。这似乎与动物不再能记住与奖赏相关的刺激形状有关。Lashley 的实验提示我们,记忆贮存于皮层。就视觉特异性技能而言,记忆似乎贮存于高度有序的视觉皮层。换句话说,颞下皮层区既是视觉中枢,也是记忆贮存区。

通过生理学实验记录单个神经元的反应,可以为颞下皮层区参与某类记忆的贮存提供进一步的证据。例如,记录 IT 神经元的反应发现,它能编码对面孔的记忆。在一个经典实验中,猴子清醒状态下,用一个电极记录 IT 神经元的反应。起初,记录下神经元对许多熟悉面孔(如该猴子经常碰到的其他猴子)的反应,神经元对其中一些面孔的反应会强于对另一些面孔的反应。当给猴子看陌生面孔时,出现了很有趣的结果。第一次见到陌生面孔,神经元对所有面孔的反应都很相似,且比较缓和。但看了几次后,神经元的反应发生了变化,有些面孔诱发的反应比其他面孔诱发的反应大得多。细胞对这些新异刺激的反应有了选择性。当同一组面孔持续出现时,神经元对每种面孔类型的反应趋于稳定。我们能够推测,神经元反应的选择性是记忆(许多面孔)分布式编码的一部分。IT 区及相应的动力学特性支持了 Hebb 的观点，即脑的皮层区既能加工感觉信息，又能贮存记忆。

10.2　帕金森氏症

　　震颤麻痹又称帕金森病的主要症状有：全身肌紧张增高、肌肉强直、随意运动减少、动作缓慢、面部表情呆板。此外，患者常伴有静止性震颤，这种震颤多见于上肢，静止时出现，情绪激动时增加，自主运动时减少，入睡后停止。

　　(1) 发病机制　病理学研究表明，震颤麻痹患者的中脑黑质有病变，并且脑内多巴胺含量明显下降。在动物中，如用药物（利血平）使儿茶酚胺（包括多巴胺）耗竭，动物则会出现类似震颤麻痹的症状；如进一步给予多巴胺的前体左旋多巴（L-dopa）治疗，则症状好转。用 M 受体拮抗剂东莨菪碱等也能治疗震颤麻痹，说明震颤麻痹的产生与乙酰胆碱递质系统的功能过强有关。

　　(2) 治疗方法　对震颤麻痹患者进行苍白球破坏手术治疗时，将乙酰胆碱直接注入苍白球，可导致对侧肢体症状加剧，而注入 M 受体拮抗剂则症状减退。总结以上观察结果，目前认为，黑质上行抵达纹状体的多巴胺递质系统的功能在于抑制纹状体内乙酰胆碱递质系统的功能。而震颤麻痹的产生，是因为黑质的多巴胺递质系统功能受损，导致纹状体内乙酰胆碱递质系统功能亢进所致。

　　用左旋多巴治疗震颤麻痹能明显改善肌肉强直和动作缓慢的症状，但对静止性震颤无明显疗效，提示此症状的产生与多巴胺递质系统功能的扰乱关系不大。有人认为，静止性震颤的发生可能与丘脑外侧腹核等结构的功能异常有关。用微电极记录震颤麻痹患者丘脑外侧腹核的神经元放电，可观察到某些神经元呈现与震颤肢体的节律相同步的周期性放电，破坏丘脑的这些区域后静止性震颤消失。切断苍白球至丘脑外侧腹核的纤维联系后，静止性震颤也即消失。

　　脑移植方法治疗帕金森病。我们可以利用脑三维立体定位的方法，准确地把微管插入大脑的适当的部位，如插入脑干中脑的黑质部位。再将微管中正处于分化的多巴胺神经元注入黑质。这些多巴胺神经元不断增生和发育，从而代替黑质中死亡了的多巴胺神经元。这种方法广泛地用来治疗帕金森病。

10.3 舞 蹈 病

舞蹈病又称亨廷顿(舞蹈)病。其主要症状为不自主的上肢和头部的舞蹈样动作,并伴有肌张力降低等。

病理学研究表明,遗传性舞蹈病患者有明显的纹状体神经元病变,新纹状体严重萎缩,但黑质-纹状体通路完好,脑内多巴胺含量也正常。神经生化研究发现,舞蹈病患者纹状体中胆碱能和γ-氨基丁酸能神经元的功能明显减退。

目前认为该病的发病机制是黑质与纹状体之间存在环状联系(如图10.2所示),黑质的多巴胺能神经元的轴突上行抵达纹状体,控制纹状体中胆碱能神经元的活动,转而改变纹状体中γ-氨基丁酸能神经元的活动,而纹状体内的γ-氨基丁酸能神经元的轴突下行抵达黑质,反馈控制多巴胺能神经元的活动。舞蹈病的发病主要是纹状体内胆碱能和γ-氨基丁酸能神经元的功能减退,而使黑质多巴胺能神经元功能相对亢进。

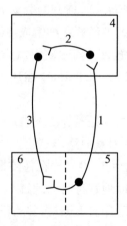

图10.2 黑质纹状体环路示意图(引自姚泰,《生理学》,2005)。1,多巴胺能神经元;2,胆碱能神经元;3,γ-氨基丁酸能神经元;4,纹状体;5,黑质致密部;6,黑质网状部。

10.4　老年性痴呆症

1. 阿尔茨海默氏症

阿尔茨海默氏症是由德国巴伐利亚州精神病医生和神经解剖学家 Alois Alzheimer 于 1907 年发现的。他描述一位患有五年进行性记忆和语言能力丧失并表现识别能力障碍和痴呆的女病人，尸检发现脑内有大量淀粉样斑和神经原纤维缠结，以后就把具有这种临床和病理特征的痴呆称为阿尔茨海默氏症（AD）。又因为病人患病时 51 岁，本病常被称为早老性痴呆。实际上 AD 的出现随年龄增加而明显增多，而老年性痴呆（SDAD）是最常见的类型。国外流行病学调查表明，65 岁及以上人群中痴呆患病率为 5% 至 7%，其中 50% 至 70% 为 SDAD。AD 和 SDAD 二者在症状、病理及神经生化方面的变化本质上没有什么不同，主要区别是发病年龄不同。

神经元的突起是其显著的结构特征，精密的分支方式是神经元信息加工的关键。在神经细胞和突起内有大量的神经原纤维组成神经骨架。而神经元细胞骨架的破坏将导致大脑功能的毁灭性丧失。阿尔茨海默病，这种病就是以大脑皮层的神经元细胞骨架破坏为特征。Alois Alzheimer 描述阿尔茨海默病及其病理学变化如下：

"一个 51 岁妇女的最先病症之一是对她丈夫表现出强烈的妒忌。不久就出现日益严重的记忆力损伤，她找不到回家的路，来来回回地拖东西，把自己藏起来，有时认为有人要出来杀她，于是开始大声尖叫。在住院期间她的举止表现出彻底的无助。她搞不清时间、地点，并不时地宣称自己理解不了任何东西，感到很糊涂，丧失了理智。有时她把医生的到来看作官方来访，并为没有完成工作而道歉，但其他时候她会害怕医生给她动手术而开始大声尖叫，有几次她极度悲愤，想把医生赶走，便说她怕医生要破坏她的妇道。很多时候她完全精神错乱，把自己的毯子和床单来回地拖，呼喊她的丈夫和女儿，并且出现幻听。她常常会用一种恐怖的声音连续尖叫几个小时。精神退变进行得非常平稳。病了四年半后，这个妇女死了。最后她变得彻底麻木，像胎儿一样缩在床上。"

她死后，Alzheimer 在显微镜下检查了她的大脑。他特别关注能被银溶液染色的细胞骨架成分,即"神经原纤维"的变化。

"Bielschowsky 银染制剂显示出神经纤维的特征性变化。然而,在一个外观看似正常的细胞内,能观察到一根或几根单根纤维,它们明显变得粗厚、坚固,到了令人吃惊的程度。再晚一点的阶段,则出现了许多平行排列的纤维,都显示了上述变化。然后它们积聚成紧密的纤维束并逐渐扩展到细胞表面。最后,核和细胞质消失了,仅仅留下一束纤维缠结,表明神经元曾经所在的位置。

染色后,这些纤维不同于正常神经纤维,表明其中发生了纤维物质的化学变化。这可能也是纤维在细胞破损后仍能存在的原因。似乎有一种尚未完全查明的神经元病理学代谢产物的积聚与这种纤维变化有关。大约 1/4 到 1/3 的大脑皮层神经元都有这样的变化。许多神经元,特别是皮层上层的细胞,已完全消失了。"

阿尔茨海默病痴呆的严重程度和现在所知道的神经纤维缠结的数目和分布有关,神经纤维缠结是死的和垂死的神经元的症状。实际上,正如 Alois Alzheimer 的预测,大脑皮层内形成缠结很可能是产生病症的原因。电子显微镜观察发现缠结的主要成分是成对的螺旋纤维,这些长纤维蛋白像绳索一样缠绕在一起。现在我们知道这些纤维由微管相关的 tau 蛋白组成。

正常情况下,tau 蛋白在轴突的神经微管之间起桥梁作用,以确保微管挺直并平行排列。在阿尔茨海默病患者脑中,tau 蛋白离开微管聚集于胞体。这种细胞骨架的破坏导致轴突衰亡,从而阻碍了受损神经元内正常的信息流动。

那究竟是什么引起 tau 蛋白变化的呢?在阿尔茨海默病病人脑内聚集的另一种蛋白——淀粉样蛋白。阿尔茨海默病研究领域进展很快,但迄今大多数人认为神经元淀粉样蛋白的异常分泌是导致神经纤维缠结形成和痴呆过程的第一步。目前治疗策略主要集中在降低脑内淀粉样蛋白的沉积。我们迫切需要有效的治疗方法,因为仅在美国就有超过 300 万的病人备受这种可怕疾病的折磨。

2. AD 的临床表现及诊断

(1) 临床表现

AD 是一种原发性退行性痴呆,表现为大脑皮层获得性高级功能的全面障碍,包括记忆、语言、感觉和运动等功能的进行性损害并常伴有人格、性格和情感控制等方面的异常,但意识清楚。有些病人常因失去对人生价值、文化、伦理、道德等准则的正确认识而发生异常越轨行为,如盗窃、暴行等。AD 的病程差异很大,从确定诊断算起存活期为 2~20 年,平均为 6 年左右。

(2) 致病机制

AD 的病因至今仍未完全确定,因而学说众多,如遗传学说、淀粉样蛋白沉积学说、乙酰胆碱和兴奋性氨基酸学说、慢性感染学说和铝中毒学说等。但没有哪个学说能解释全部 AD 病的发病机制。

①AD 的主要神经病理学特征有脑萎缩、神经细胞减少、出现神经元纤维缠结和神经炎斑。上述病变也可见于无痴呆的老年人脑中,但程度远较 AD 为轻。Lacalle 等报道 AD 病人的视上核细胞丧失约 63%,室旁核细胞丧失约 56%。而 AD 患者海马中神经细胞的损害为其近期记忆障碍提供了很好的解释。

②老年斑(NP)。NP 主要由淀粉样蛋白在细胞外沉积而成,最常见于 AD 脑的海马回和额叶皮质。基底节、丘脑和小脑等处也有发现。此外,AD 脑实质和脑膜的血管上也有大量淀粉样蛋白沉积。有研究表明 AD 患者脑内 NP 的密度和精神实验确定的痴呆程度呈正相关。

③神经原纤维缠结(NFT)。AD 患者的神经细胞内常出现 NFT。NFT 是指异常的神经元胞浆中所充满的细丝状结构。

④AD 脑内神经递质和受体的变化。AD 脑内多种神经递质系统的功能出现降低,这与神经元广泛退行性改变是相一致的。在 AD 患者大脑活检标本中观察到 ACh 合成能力、胆碱合成能力和 ChAT 活性均降低。提示 AD 脑皮质中胆碱能神经末梢减少。AD 病变常累及蓝斑核和中缝背核,提示 NE 和 5-HT 递质系统也与此病有关。

⑤有研究证明 AD 患者海马和基底核的 M 型胆碱受体(M 受体)的数量有明显下降,而在大脑皮质则下降较轻微,平均约降低 25%。

(3) AD 的病因学研究

沉积在 AD 脑内神经炎斑(NP)中的淀粉样蛋白,作为神经原纤维缠结(NFT)亚单位的蛋白以及在 NP 和 NFT 中都存在的载脂蛋白 E 等的分子特性,以及它们参与 AD 发病的可能机制,已成为当前探索 AD 分子病因学的热点,其中以淀粉样蛋白及其前体的研究,最为活跃,并由此引发了 AD 分子遗传学研究的迅速发展。

(4) AD 治疗的展望

目前对 AD 病人尚无特效药物,只能对焦虑、失眠、抑郁、精神错乱、妄想、癫痫发作以及行为异常等给予对症治疗。当前的疗法是经验性的,根据 AD 患者行为异常的种类和病人的具体情况因人而异地制订治疗方案。小剂量的抗精神病药对治疗 AD 的焦虑和精神错乱有效。最近,人们针对 AD 病因研究方面取得的某些进展,提出了一些新的治疗策略。如根据哺乳动物脑内各种乙酰胆碱受体的不同性质来设计乙酰胆碱药物治疗等。

思考题

1. 老年性痴呆症有哪些症状？如何治疗？
2. 帕金森病的机制。
3. 舞蹈病的机制。

第 11 章　精神疾病和脑弥散性调制系统

有关于脑疾病，大致可以分为两大部分：一类是脑实质性损伤，比如用手术刀切割，去除部分脑。或外界伤害，如在意外中工人被钢钎插入头颅，伤害颞叶等；另一类是脑部分结构神经元的死亡，如帕金森病等。这些都会引起病人行为的变化。此外，还有精神方面的疾病。如突然听到一个巨大的悲痛的消息，或失恋的年轻男女，他们都会在行为上产生巨大的变化，情绪失控，甚至产生精神疾病。目前我们推测该种疾病主要是由脑中调控系统出问题，即神经核团之间的连接回路出问题导致。当然，如果脑神经元死亡，一定会影响神经元回路。所以这两种脑疾病不可能分得很清楚，也就是说脑疾病可能有多种原因导致。

11.1　脑弥散性调制系统

脑内有多个弥散性调制系统。这些系统行使调节功能，调制大脑皮层、丘脑和脊髓的兴奋性和同步化活动。尽管结构和功能不同，各弥散性调制系统仍具有一些原则上的共同特点：①每一系统的核心含有几千个神经元；②弥散调制系统的神经元绝大多数起源于脑干；③这些神经元都有轴突，与遍布于脑内的 100 000 个以上的神经元发生联系；④神经元的突触终末所释放的递质分子不仅仅作用于突触缝隙附近，而且还弥散到神经元周围，广泛地产生效应。目前我们还没有完全阐明弥散性调制系统在行为上的确切功能。

1. 乙酰胆碱能系统

脑内有两个主要的弥散性胆碱能调制系统，一个称为基底前脑复合体。其中有内侧隔核和 Meynert 氏基底核。在老年痴呆病的发病过程中，最先死亡的是基底前脑复合体的胆碱能神经元。另一个弥散性胆碱能调制系统称为脑桥-中脑被盖复合体。位于脑桥和中脑被盖区的胆碱能神经元投射到背侧丘脑。

2. 去甲肾上腺素能系统

去甲肾上腺素系统位于脑桥蓝斑区。一个蓝斑神经元能形成250 000个以上的突触,而且同一神经元的轴突存在不同的分支分别支配大脑皮层和小脑皮层。

除了参与学习和记忆、焦虑和疼痛、情绪和脑代谢等调控之外,蓝斑神经元还参与注意力的调节、唤醒和睡眠-觉醒循环。蓝斑的调控作用似乎无所不在。

3. 5-羟色胺能系统

脑内5-羟色胺能系统的神经元分布在9个中缝核内。每一个神经核投射到脑内不同的区域。靠近尾端(即位于延髓)的中缝核支配脊髓,调制与疼痛有关的信号;头端(即位于脑桥和中脑)的中缝核和蓝斑神经元一样,以弥散方式投射到脑内大部分区域。中缝核群和蓝斑属上行网状激活系统的一部分,负责唤醒和维持前脑的活动状态。

4. 多巴胺能系统

脑内具有弥散性调制系统特征的多巴胺能投射系统有两个,一个起源于基底神经节的黑质,另一个起源于中脑的腹侧被盖区,靠近黑质,也被称为中脑-皮层-边缘多巴胺系统。有证据表明,它们参与调控精神活动等高级脑功能,如与"奖赏"系统有关。另外,这一投射系统还涉及药物成瘾和精神疾患。

11.2 成瘾性药物

1. 致幻剂

致幻剂是一类能使人产生幻觉的化合物。致幻剂的使用历史可以上溯到几千年前,那时的致幻剂来源于植物。现代致幻剂麦角酰二乙胺(LSD)的行为效应是使人处在类似梦幻般的状态,对感觉刺激高度警觉,常常伴有感知觉的混杂,例如声音能在脑中诱发视觉情景,情景又能诱发味觉等。LSD是中缝核神经元5-HT突触前受体的激动剂。它的作用可能是降低脑内弥散性5-羟色胺调控系统的输出。

2. 兴奋剂

中枢兴奋剂可卡因和安非他明的作用机制在多巴胺能和去甲肾上腺素能系统的突触处发挥作用。这两种药物的使用者警觉和自信都增加,有一种飘飘然和愉快的感觉且食欲降低。这两种药还是拟交感神经药,即它们能引起类似于交感神经活动的外周效果,例如心率、血压增加,瞳孔放大等。可卡因和安非他明都具有另一个效应:使用者通常在心理上产生对这些药物的强烈依赖,发展成对这些药物造成的持久愉快感觉的强烈渴望。可卡因和安非他明这类兴奋剂不是来促进这一正常功能,而是增强药物寻找行为。

11.3　精神疾病的治疗

大多数精神疾病的发病机制尚不清楚,但在长期的医疗实践中,对两种严重的精神疾患:情感性紊乱和精神分裂症,已经有一些有效的治疗方法,就是通过药物作用于脑的弥散性调制系统。

1. 抑郁症

情感是情绪状态或心境。情感紊乱也就是情绪状态的紊乱。抑郁症是一种极为严重的情感紊乱,其特征是情绪状态处于失控状态,伴有失眠、食欲丧失、无价值感和犯罪感等。抑郁状况可能突然发作而通常没有明显的外部原因。如果不治疗的话,这种状态可以持续几个月。抑郁症的另一个特征是,当生活环境改善时,患者的情绪却不能随之改善。抑郁症可能是由于中枢弥散性调控系统障碍而造成的。20世纪60年代,利血平被用来治疗高血压,有大约20%的使用者变得精神抑郁,因为利血平能耗竭中枢儿茶酚胺和5-羟色胺。一种用于治疗结核病的药物却可以使患者情绪明显高涨。这种药物是单胺氧化酶(MAO)的抑制剂,而MAO破坏儿茶酚胺和5-羟色胺。这些发现似乎可以得出一个结论:情绪与大脑去甲肾上腺素和/或5-羟色胺水平紧密相关,抑郁是这两个弥散性调控系统中的某一个功能不足的结果。

通过物理治疗而不使用药物,对缓解抑郁症同样非常有效。对严重的病例,当药物无效时,电痉挛疗法(ECT)非常有帮助。关于ECT缓解抑郁症的原理目前还一无所知。

2. 精神分裂症

精神分裂症在青春期或成年早期发病,通常持续终生。精神分裂症的特征是精神活动和现实失去联系,患者的思维、感知、情绪和运动功能支离破碎。精神科病医生根据症状把精神分裂症分为两型:Ⅰ型精神分裂症的特征是病人经常有离奇的妄想(比如"我是超人")、幻觉(比如听到想象的声音)以及混乱的、类偏执狂似的思维；Ⅱ型精神分裂症的特征是病人丧失正常的情绪反应，具有病态姿势，以及缺乏自发语言。Ⅰ型精神分裂症和多巴胺之间关系：安非他明增强儿茶酚胺能突触传递，并且引起多巴胺的释放。其兴奋剂作用并不引起精神分裂症。然而因为它的成瘾性，安非他明的使用者经常冒险使用越来越多的安非他明来满足他们的渴求。超量使用的结果导致实际上和Ⅰ型精神分裂症相似症状的发作。

精神分裂症与多巴胺系统相关的第二个证据来自抗精神病药物对中枢神经系统作用的研究。氯丙嗪以及相关的抗精神病药物统称精神安定剂，是 DA 受体的强效阻断剂，特别是对 D2 受体。精神安定剂控制精神分裂症发作的有效剂量和它们结合 D2 受体的能力呈正相关。

11.4 情绪的神经基础

11.4.1 情绪

情绪——爱、恨、情、仇、憎恶、高兴、羞愧、忌妒、内疚、恐惧、焦虑等——是我们曾在某时有过的感觉。情绪的意义是使得我们的生活经历潮起潮落从而丰富多彩。毫无疑问，情绪的表达是人性重要的组成部分。当然情绪的表达和人生的经历有关。如一位篮球教练坐在指导席位上，当他的球队失球时，他可能有说有笑（其实他应当表现焦虑），从而稳定他的球队的军心。

在探讨情绪的神经基础时，很难将研究感觉和运动系统的技术用于情绪的研究方面，因此这是一个棘手的课题。如果你正在研究感觉系统，你会给出一个刺激，然后寻找对其反应的神经元。但是怎样才能将这些技术用于情绪的研究？用动物研究情绪不是一件简单的事，动物不会说话，不会说出主观感受。我们观察的是内部情绪的行为表象，因此我们必须十分小心地区别情绪体验和情绪表达。我们所知有关情绪的脑机制，主要来自对动物情绪表达的研究，和从临床病例深入观察人类感觉的综合结果。

在最简单的观念中，情绪的研究可变为传入-传出问题。大多数引起情绪反应的刺激来自于我们的感觉。情绪的行为表现由躯体运动系统、自主神经系统和下丘脑的分泌所控制。因此，我们会提出一个问题：传入的感觉刺激如何导致象征情绪表达的行为和生理反应？虽然情绪体验的机制更难掌握，但是一般都相信大脑皮层起了关键作用。问题是感觉传入和内部信号如何最终导致一种特殊情绪的皮层活动特征。它们是来自我们身体的感觉信号,还是我们皮层活动的扩散形式,或其他内容？已证明要回答这些问题具有意想不到的困难,这就导致了有关情绪究竟是什么的各种理论的发展。

对脑受伤者的研究一直是推动脑科学研究的动力。前面提过,根据 H. M. 脑颞叶的研究提出了两种类型的记忆。脑对情绪表达影响的令人惊讶的研究之一是对 Phineas Gage 的研究。1848 年 9 月 13 日,Phineas Gage,铁路工地上的一个 25 岁的工头,当填充炸药准备爆破时,他的捣棒敲到了石头上,引起了炸药爆炸。爆炸时,一根 1 m 长、6 kg 重的铁棍正好从 Gage 的左眼下插进了他的头中。

Gage 被抬上一辆牛车后,就在车驶到附近旅馆时,他站了起来,走上长长一段楼梯,进入了旅馆。可以想像,爆炸物毁坏了 Gage 很大部分的头盖骨和左额叶,他流了很多血,头上的洞直径超过 9 厘米。Harlow 能将整个食指从 Gage 的头顶伸到洞里,然后从脸颊的洞中伸出。Harlow 尽最大努力处理伤口。几个星期之后,伤口发生了大面积的感染,如果这个人死掉,没有人会感到奇怪。但是大约在事故发生 1 个月之后,他恢复了健康,并能走动!

1868 年,Harlow 发表了一篇文章,描述了事故之后 Gage 的生活。Gage 从伤痛中康复之后基本表现正常,只有一件事除外:他的性格发生了剧烈和永久的改变。根据 Harlow 的描述,事故之前,Gage 被认为是"最有效率和最有能力的工头……他心态平衡,熟悉他的人都认为他是一个敏锐而精明的经营者,非常执着地执行他所制订的计划"。事故之后,Harlow 的描述如下:"他时常说粗野的语言,傲慢而放纵……他常常十分固执,而且反复无常和犹豫不决,他制订了未来实施的很多计划,这些计划一制订就被放弃了,然后又放弃其他被看来更可行的计划……他的心灵发生根本的改变。他的朋友和熟人都肯定地说:'他不再是 Gage 了'。"

没有任何心理学的测验结果告诉我们 Phineas Gage 的认知能力发生了什么问题。但从 Harlow 对 Gage 事故前后生活的描述看,很明显,他的性格发生的改变远比智力大。Phineas 又活了 12 年。去世后,没有对 Gage 进行尸检。但是 Gage 的颅骨和铁棒被保存于哈佛医学院的博物馆内。1994 年,Iowa 大学的 Hanna 和 Antonio Damasio 及其同事对颅骨进行了重新测量,用现代成像技术对 Gage 脑的损伤进行了推测。他们重建铁棒穿脑通路。结果显示铁棒严重地损坏了两个半球的大脑皮层,特别是额叶。正是这些损伤引起 Gage 行为像病态的儿童,导致了没完没了的强烈的情绪发泄。情绪行为的明显变化提示了大脑皮层在调节情绪表达中起了重要作用。

1. 情绪学说

19 世纪的几位享有盛名的科学家,如 Darwin 和 Freud,研究过脑在情绪表达中的作用。根据对人类和动物情绪表达和对人类情绪体验的细致观察,科学家们形成了关于情绪表达和体验的学说。

(1) James-Lange 学说

1884 年,美国著名心理学和哲学家 William James 提出了第一个明确的情绪学说,丹麦的心理学家 Carl Lange 也提出相关的思想,他们的学说通常被称为 James-Lange 学说。他们认为,我们体验情绪是因为对我们身体中的生理变化有反应。例如,我们感到伤心是因为我们在哭,而不是因为伤心才哭。感觉系统将有关状态的信息传入脑,得到的结果是脑发出信号至我们的躯体,改变肌肉张力、心率等。感觉系统对脑引起的这些变化起反应,正是这些感觉构成了情绪。根据 James 和 Lange 的学说,生理的变化就是情绪,如果生理变化被除去,情绪也随之而去。正如 James 和 Lange 同时代的许多人那样,对于今天的许多人来说,这似乎是一种和常理不同的想法。在此学说提出之前,人们普遍所持的观点是情绪由一种处境所引起,身体的变化是因为对情绪起反应。而 James 和 Lange 的学说恰好与之相反。

在你认为此学说是谬论之前,不妨试一下 James 建议的一个思维实验。想像你正为刚才发生的事生气而发火,你试着除去与情绪有关的所有生理变化,剧烈跳动的心平静了,紧张的肌肉松弛了,发红的脸冷静下来。很难想像你能维持愤怒状态而没有任何生理迹象。事实上,这个小实验与解除应激的冥想课所用的技术没有更多的差别。

情绪与生理状态关系紧密,但并不意味着如果没有明显的生理表象就没有情绪的体验(甚至 James 和 Lange 已承认这一点)。对于明显和身体变化有关的强烈的情绪,在情绪和生理现象之间存在紧密的联系,但是不明确他们之间的因果关系。这个学说认为情绪体验是对身体生理变化的反应。例如因为我们哭了,所以我们感到悲伤,而不是因为感到悲伤才哭。

(2) Cannon-Bard 学说

虽然 James-Lange 的学说在 20 世纪早期开始流行,但不久就遭到攻击。在 1927 年,美国生理学家 Walter Cannon 发表一篇文章,该文章包含了几个对 James-Lange 学说的有力批评,随后他又提出了新学说。Cannon 的学说被 Philip Bard 进行修改,形成 Cannon-Bard 学说,并开始为人所知。他们提出:情绪的体验能独立于情绪表达之外而产生。

Cannon-Bard 和 James-Lange 学说的争论点之一是即使没有可感觉的生理变化情绪仍可被体验。为了证实这个观点,他提供了一个他和别人研究的横断脊髓的动物例证。这种手术消除了横断水平以下的躯体感觉,但并不出现情绪的消失。肌肉的控制仅限于上半身或头部时，动物仍有情绪的表现。Cannon 还提到与之相像的人类病例，脊髓横断的病人情绪并没有消失。如果像 James-Lange 学说提到的那样，当脑感受到身体的生理变化时情绪体验才会发生，那么感觉的消失会使情绪也消失，但是在这种病例中，情绪没有消失。Cannon-Bard 的第二个与 James-Lange 学说不同的观点是，情绪体验和躯体的生理状态之间没有必然的联系。例如，恐惧伴随着心率加快、消化抑制和出汗增加，但是同样的生理变化也会伴随其他的情绪，如愤怒，甚至是无情绪的生病状态（如发烧等）。恐惧如何才能成为生理变化的结果？这些变化与恐惧之外的其他情绪何时相联系？Cannon-Bard 的新学说认为丘脑在情绪感觉中起特殊作用。这个学说认为，感觉传入被大脑皮层所接受，大脑皮层再触发身体的某种变化。但是，根据 Cannon-Bard 的学说，刺激-反应的神经元回路不含情绪。当信号直接从感受器或从皮层下行到达丘脑时，情绪才会产生。换句话说，情绪的特征是由丘脑的活动形式所决定的。有一个例证可以澄清 Cannon-Bard 和 James-Lange 学说之间的区别。根据 James-Lange 的学说，你感到伤心是因为你哭；如果你能制止哭，伤心也就消失。在 Cannon-Bard 的学说中，你不用需要哭才会感到伤心，只要你的丘脑简单地产生适当的活动就可对此状态产生反应。

（3）关于这两种理论的后续研究

关于 James-Lange 和 Cannon-Bard 所提出的所有关于情绪的学说，在随后的工作已显示每个学说都有其优点和缺陷。例如，和 Cannon 的观点相反，已证明恐惧和狂怒与完全不同的生理反应相关，即使它们都同样激活了自主神经系统（ANS）的交感神经系统。虽然，并不能证明这些情绪是不同的生理反应的结果，但至少反应是有区别的。后来的研究表明了另一个对 Cannon-Bard 学说的挑战，即情绪有时受脊髓损毁程度的影响。成人脊髓损伤的一项研究指明，感觉缺失和所报告的情绪的减少相关。估计只有当我们了解对情绪体验的神经基础时，我们才能解决这些问题。一个可行的手段是追踪象征情绪体验的感觉（传入）和行为反应（传出）在脑中的联系。我们将看到不同的情绪可能依赖于不同的脑内环路，但在大多数情况下，这些环路集中在相同的脑区。

11.4.2 边缘系统

特定的感觉信息沿特定的解剖学通路传递至皮层，组成特定的感觉系统。例如视觉信息从视网膜、外膝体传至视皮层，组成视觉系统。从这种意义上说，脑内是否也存在一个与情绪体验有关的系统呢？人们发现脑内的确存在与情绪体验有关的系统，被称为边缘系统。

1. Broca 边缘叶

1878年,法国神经学家 Broca 提出,所有哺乳动物大脑内侧表面有一组与周围皮层截然不同的结构。Broca 用拉丁语中表示"边缘"的词 limbus,将这部分脑区称为边缘叶,因为它们形成了围绕脑干的一个环或边界。根据这一定义,包括海马在内的围绕胼胝体的皮层组成,它们主要在扣带回和颞叶内面皮层上。Broca 并没有写明这些结构对情绪的重要性,很长时间它们都被认为主要参与嗅觉。但是,后来边缘这个词以及 Broca 的边缘叶逐渐被认为与情绪相联系。

2. Papez 回路

20世纪30年代,开始有证据表明边缘叶中的许多结构与情绪有关。美国神经学家 Papez 总结 Cannon、Bard 和其他人的工作,提出位于脑的内侧壁有一个情绪系统。这个情绪系统把新皮层和下丘脑互相连接起来。这些结构组成的神经回路在情绪体验和情绪表达中起关键作用。这个回路被称为 Papez 回路(如图11.1所示)。

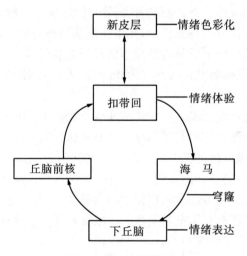

图11.1　Papez 回路

Papez 相信皮层与情绪体验密切相关。某些皮层区被损毁对情绪行为有深刻的影响。例如由于肿瘤使扣带回受损会引起与恐惧、激怒、压抑等情绪失调。Papez提出,通过来自扣带回的投射激活其他新皮层使情绪色彩斑斓。下丘脑整合自主神经系统的活动。在 Papez 回路中,下丘脑控制情绪的行为表达。Papez 回路把下丘脑和新皮层连接起来,使二者能彼此影响,从而也把情绪表达与情绪体验联系起来。在 Papez 回路中,扣带回通过海马和穹窿影响下丘脑,而下丘脑通过丘脑前核影响扣带回。皮层与下丘脑之间的双向交流说明 Papez 回路既符合 James - Lange 情绪学说也符合 Cannon - Bard 情绪学说。解剖学研究证实了 Papez 回路的存在,研究也表明 Papez 回路中的结构与情绪有关。

11.4.3 脑内存在的情绪系统

鉴于边缘系统的许多结构都与情绪有关,我们有理由把边缘系统看作是一个情绪系统。Papez 回路中一些结构,我们能体验许多不同的情绪,没有理由认为只存在一个而不是多个与情绪有关的系统。研究结果证明,一些与情绪有关的结构与其他功能也有关系,结构功能关系不是一对一的关系。和现在的许多科学家相同,Papez 相信皮层是参与情绪的主要结构。有时,某一皮层区域损伤会造成情绪的很大变化,而知觉和智力却基本不变。而且扣带回附近的肿瘤与某种情绪的紊乱有关,如恐惧、烦躁和抑郁。Papez 指出,由扣带回皮层的投射而激发的其他新皮层的活动带有"情绪色彩"。下丘脑具有整合 ANS 的功能。在 Papez 环中,下丘脑控制了情绪的行为表达。下丘脑和新皮层的位置使它们能相互影响,因此它们联系了情绪的表达和体验。在此环中,扣带皮层通过海马和穹隆(由海马发出的粗大轴突束)影响下丘脑,而下丘脑通过丘脑前部影响扣带皮层。皮层和下丘脑之间的通讯是双向的,这意味着 Papez 环兼容 James - Lange 和 Cannon - Bard 的情绪学说。

解剖学的研究显示出 Papez 环的组成正像 Papez 指出的那样相互连接。这就暗示 Papez 环中每个结构都参与了情绪。Papez 认为有一个可说明海马参与情绪的依据是,海马受病毒所致的狂犬病。神经元的异常胞质体的出现(尤其在海马)是狂犬病感染的一个征兆,同时也可作为辅助诊断指标。因为狂犬病是以情绪亢进为特征,如过分的恐惧和攻击性,所以 Papez 认为海马肯定参与了正常的情绪体验。虽然几乎没有证据与丘脑前部有关,但有临床报告说明这一区域的损伤导致情绪紊乱,如病人会自发的笑和哭。

Papez 环和 Broca 边缘叶之间由于功能的相似性,这些假定参与情绪的感觉和表达的结构被称为边缘系统,虽然 Broca 最初所提出的边缘叶与情绪无关。边缘系统这一词在 1952 年由美国生理学家 Paul MacLean 建议推广。根据 MacLean 的研究,边缘系统的进化使动物体验和表达情绪,将它们从脑干支配的刻板行为中解放出来。

1. 恐惧与焦虑

感觉信息如何引起与焦虑和恐惧相关的生理和行为反应?研究证据表明,位于颞叶内的杏仁核在其中起了关键的作用。在讨论杏仁核的功能之前,我们先来了解一下在20世纪30年代很有影响的、关于颞叶与恐惧关系的一个神经心理学实验观察——Klüver‐Bucy综合征。

在Papez提出脑的情绪回路后不久,芝加哥大学神经科学家Klüver和Bucy发现双侧切除或损毁猴的颞叶严重影响猴的恐惧反应,猴子表现出许多异乎寻常的变态行为反应。Klüver和Bucy把这些变态行为反应归纳为五类:精神盲、口倾向、复变态、性行为改变和情绪改变。这些症状总称为Klüver‐Bucy综合征。

患有Klüver‐Bucy综合征的猴的最典型的情绪改变是对恐惧反应的明显降低。当面对它们通常很害怕的一些动物时,会表现出无恐惧反应。即使因为靠近蛇(猴的天敌)而受到攻击后,它们仍会再次走近蛇并试图察看它。实际上Klüver‐Bucy综合征的所有症状在颞叶被切除的病人身上都可以见到。颞叶被切除的病人除了视觉识别有问题外,还表现为口倾向和性欲亢奋。此外,病人的情绪行为非常呆板。

2. 杏仁核

颞叶切除不仅涉及颞叶皮层,还包括这一区域的杏仁核、海马等所有皮层下结构。Klüver‐Bucy综合征中的精神盲可能是由于颞叶的视觉皮层(颞下回)被切除而导致的,而情绪障碍则可能是由于杏仁核损毁而导致的。研究证据表明,杏仁核除了与恐惧反应有关外,还与许多情绪反应有关。

(1) 杏仁核的解剖学

杏仁核位于颞叶端部、内侧颞皮层之下方,由三部分组成:基底外侧核群、皮层内侧核群和中央核。杏仁核接受来自海马、扣带回以及新皮层各脑区的输入。尤其要指出的是,所有感觉系统的信息都传至杏仁核,特别是杏仁核的基底外侧核(图11.2)。不同的感觉系统在杏仁核有不同的投射模式,杏仁核各部分之间的相互联系使来自各个感觉系统的信息在此进行整合。

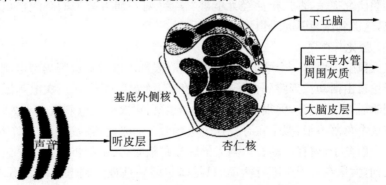

图11.2 杏仁核结构和神经连接示意图(引自寿天德,《神经生物学》,2001)。

(2) 损毁和刺激杏仁核产生的影响

来自多种动物的实验证明,双侧损毁杏仁核导致与 Klüver-Bucy 综合征相似的呆板情绪反应。双侧切除杏仁核除了对攻击行为和记忆有影响外,还严重降低动物的恐惧行为。例如杏仁核被切除的大鼠会主动去接近一只安静的猫并咬猫的耳朵,而杏仁核被切除的野山猫变得像家猫一样温顺。无恐惧行为被认为是由于基底外侧核的损毁引起的。

Iowa 大学的 Adolphs 和他的同事们对一位名叫 S.M. 的双侧杏仁核受到破坏的 30 岁妇女进行研究。这位妇女有正常的智力,能很好地根据照片鉴别人物。但是她却很难指认出照片上人物的某些面部表情。如果要求她把某人的面部表情进行分类,她通常能够说出高兴、悲伤和厌恶这三种表情,但她面对愤怒表情的面部说不出这是在表达愤怒,面对恐惧表情的面部说不出这是在表达害怕。杏仁核损毁似乎选择性地降低了她对恐惧行为的识别。

(3) 杏仁核与攻击行为

杏仁核在焦虑和恐惧行为中起到关键作用。此外,杏仁核还与攻击行为有关。对杏仁核团各亚结构的电刺激或损毁实验提示,杏仁核团对攻击行为起着多方面的影响。电刺激基底外侧核导致情感性攻击,可能是通过腹侧离杏仁通路对下丘脑和脑干核团的影响而产生的;损毁基底外侧核则降低动物的情感性攻击。皮层内侧核对攻击行为有抑制作用。皮层内侧核神经元发出纤维经终纹投射至下丘脑。损毁皮层内侧核或终纹显著地增强动物捕食性攻击行为。因此通常情况下,皮层内侧核可能对下丘脑起抑制作用,从而抑制捕食性攻击。

(4) 习得性恐惧

与恐惧有关的记忆能够很快地形成,而且能长久地保存。杏仁核虽然不是记忆贮存的主要位点,但它似乎参与把情绪活动有关的内容传送到记忆系统中去。一些实验研究提示,杏仁核神经元能够"学会"对与痛苦有关的刺激作出反应。经过学习,这类刺激能引起恐惧性的条件反射。

(5) 强化与奖赏

在大鼠脑内埋植一个电极以便在任何时候都可以对脑进行局部电刺激。大鼠在盒子里自由活动。当跑到盒子的某一角落,大鼠脑便受到一次电刺激。受到第一次刺激后,大鼠走开,但很快又回到这个角落,再次接受电刺激。不久,大鼠就一直呆在这个角落不走,似乎在寻找这个电刺激。后来此实验进行了一个精心修改。设计一个新盒子,内有一踏板。当大鼠踩到踏板时,大鼠脑将受到一个短暂的电刺激。最初,大鼠在盒子里随意活动,只是偶尔踩到踏板受到电刺激。不久后,大鼠学会不断地踩踏板,这种行为称为自我电刺激。大鼠如此热衷于踩踏板,有时使它们连吃食、饮水都忘记掉,只有当体力耗竭后才会停下来。

电刺激哪些脑结构可以产生这种强化现象?大鼠为什么会不断地寻求自我电刺激?电刺激的结果是导致愉快吗?大鼠由此得到的满足与从食物或性行为中得到的满足有什么类似? Olds 和 Milner 的意外发现引发了随后的许多研究工作。了解强化脑刺激现象的机制可能有助于我们揭示正常的强化行为(例如食、饮、性)及不正常的强化行为(例如药物成瘾)的神经基础。

对某些位点的电刺激使动物产生回避性行为。例如动物能主动避免导致脑某一部位受电刺激的某种行为;它们还能学习某种操作以终止这些部位的电刺激。这些不愉快中枢或负向强化位点位于下丘脑的内侧部和中脑被盖腹侧区的外侧部。电刺激这些部位可能引起了一个负向感觉(例如恐惧)或激活了一条神经通路,这条通路负责负向强化行为(例如逃避捕食者)。

某些手术要求病人在手术过程中处于清醒状态,并对病人的脑进行电刺激。最常见的例子是严重癫痫的手术治疗。医生在他的脑的不同部位埋植了14根电极。当脑被电刺激时,病人有时产生愉快的感觉。当他刺激海马时,他感受到中等程度的愉快。当刺激中脑被盖区时,他感觉到很清醒,但不愉快。他经常选择自我刺激的位点是前脑的隔区。刺激这个区域使得他更清醒,而且给他一种舒服的感觉,他把这种感觉描述为达到性高潮时的感觉。他说他有时反复地按按钮,试图达到这种极端的兴奋。

第二个癫痫患者的情况更加复杂。医生在这个病人的脑内埋植了17根电极,以期了解与严重癫痫病有关的脑位点。他报告说,刺激隔区和中脑被盖区引起愉快的感觉,这与第一个病人的情况一致。刺激隔区产生性感觉,而刺激中脑被盖区给他一种开怀畅饮的感觉,刺激杏仁或尾状核产生中等程度舒服的感觉。有趣的是,病人经常自我刺激的位点是内侧丘脑,刺激这个位点引起一种令人恼怒的不舒服感觉。病人说他选择刺激这个位点的最大原因,是这种刺激使他产生一种快要回想起一件往事的感觉。他反复地刺激,努力地去回忆这件往事。

为什么大量散在的位点能导致共同的自我电刺激现象?一个解释是,这些散在位点通过一条与正常奖励行为有关的共同神经通路而彼此联系。前面已经提到,电刺激内侧前脑束和中脑腹侧被盖区可以诱导高频率的自我刺激。中脑腹侧被盖区是多巴胺神经元胞体所在部位。这些神经元发出的纤维经内侧前脑束到达脑的许多区域。内侧前脑束还包含能把奖励信号传送至腹侧被盖的下行纤维。行为药理学证据表明,多巴胺与强化行为有联系。给大鼠注射多巴胺受体激动剂能增加自我刺激的频率;注射多巴胺受体拮抗剂能降低自我刺激的频率。但在解释这个结果时必须小心,因为多巴胺对脑的运动控制也是很重要的。基底神经节黑质变性导致多巴胺减少,从而导致帕金森病的运动障碍。因此,注射多巴胺受体拮抗剂使大鼠自我刺激频率减少可能是因为大鼠失去压踏板的运动能力。

思考题

1. 在脑内存在几种类型的脑弥散性调制系统?
2. 抑郁症有哪些症状?如何治疗?
3. 杏仁核的结构有哪些?有哪些功能?

参 考 文 献

[1] 姚泰,周博威.生理学[M].6版.北京:人民卫生出版社,2005.

[2] 王建军.神经科学——探索脑[M].2版.北京:高等教育出版社,2004.

[3] 柏树令,应大君.系统解剖学[M].5版.北京:人民卫生出版社,2005.

[4] Purves D. Neuroscience[M]. 2nd ed. Sunderland, MA:Sinauer Associates, 2001.

[5] 寿天德.神经生物学[M].北京:高等教育出版社,2001.

[6] 徐耀忠.神经生物学 CAI[M].北京:高等教育出版社,2001.

[7] 梅镇彤.学习和记忆的神经生物学[M].上海:上海科技教育出版社,1999.

[8] 沈显生.生命科学概论[M].北京:科学出版社,2007.

[9] 韩太真,吴馥梅.学习与记忆的神经生物学[M].北京:北京医科大学/中国协和医科大学联合出版社,1998.

[10] Kandel E. R. Essentials of neural science and behavior[M].影印本.北京:科学出版社,2003.

[11] 陈守良.动物生理学[M].3版.北京:北京大学出版社,2005.

[12] 黄诗笺,徐耀忠,许崇任.动物的结构与功能[M].北京:高等教育出版社,2004.

[13] 寿天德,徐耀忠.现代生物学导论[M].合肥:中国科学技术大学出版社,2003.

[14] 沙泉,徐耀忠.哺乳动物视皮层的长时程增强效应[J].生理科学进展,1996,27(4):371~373.

[15] Xu Y Z, et al. Nitric oxide affects LTP in area CA1 and CA3 of hippocampus in low-level lead-exposed rat[J]. Neurotoxicology and Teratology, 1998, 20(1):69~73.

[16] Erdemli G, Xu Y Z and Krnjevic K. Potassium conductance causing hyperpolarization of CA1 hippocampal neurons during hypoxia[J]. J. Neurophysiol, 1998, 80: 2378~2390.

[17] Xu Y Z and Krnjevic K. Unlike 2-deoxy-d-glucose, 3-o-methyl-glucose does not induce long-term potentiation in rat hippocampal slices[J]. Brain Research, 2001, 895: 250~252.

[18] Hebb D O. The organization behavior[M]. New York: John Wiley & Sons. Inc. 1949.

[19] Vanader A J. Human physiology[M]. New York: McGraw‐Hill Publishing Company, 1990.